Bettina Maria Hojdelewicz

Der Pflegeprozess

Prozesshafte Pflegebeziehung

Bettina Maria Hojdelewicz

Der Pflegeprozess

Prozesshafte Pflegebeziehung

3., überarbeitete Auflage

facultas

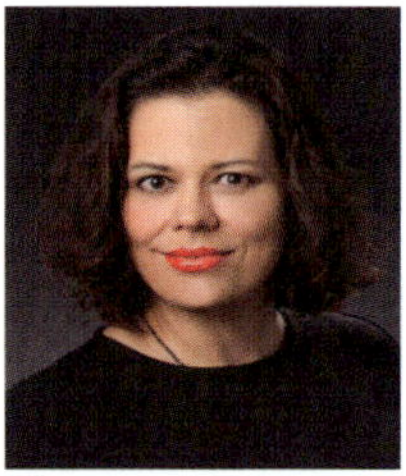

Mag.[a] Bettina Maria Hojdelewicz

DGKP, Standort-Studiengangsleiterin Gesundheits- und Krankenpflege (Bachelor) an der FH Campus Wien, Studium der Pflegewissenschaft an der Universität Wien, Lehrerin für Gesundheits- und Krankenpflege, Lektorin an Fachhochschulen, Weiterbildung „Onkologische Pflege", Lehre und Forschung an der FH Campus Wien.

Bibliografische Information der Deutschen Nationalbibliothek
Die Deutsche Nationalbibliothek verzeichnet diese Publikation in der Deutschen Nationalbibliografie; detaillierte bibliografische Daten sind im Internet über http://dnb.d-nb.de abrufbar.

3. Auflage 2021

facultas Verlag, 1050 Wien, Österreich
Umschlagfoto: © LionH, istockphoto.com
Satz und Abbildungen: Florian Spielauer, Wien
Druck: finidr
Printed in the E. U.
ISBN 978-3-7089-2109-9
e-ISBN 978-3-99111-338-6

Vorwort

„... Ausdruck schafft Eindruck ...“

Meine jahrelange Berufserfahrung und die damit verbundenen Erlebnisse bestimmen meine Wahrnehmung der professionellen Pflege als komplexes, multidimensionales Geschehen. Eine wertfreie Sprache zu wählen, unterstützt die Wahrnehmung der zu Pflegenden in ihrer Individualität und Gesamtheit.

Dass es eine fundamentale Herausforderung bedeutet, professionelle Pflegebeziehungen einzugehen und die Patient*innen im Rahmen des Problemlösungsprozesses individuell, personenzentriert und ganzheitlich zu begleiten, dessen bin ich mir bewusst. Professionelle Gesundheits- und Krankenpflege ist eben mehr als körperliche Präsenz der professionell Pflegenden.

Die Bedeutung für das Gelingen des Gesamtprozesses sowie die nachvollziehbare Darstellung des Pflegeprozesses für Lernende sind für mich höchstes Ziel und Motivation. Die professionelle Gesundheits- und Krankenpflege hat bzw. hatte eine Schlüsselfunktion bereits vor, während, und bestimmt auch nach der SARS-CoV-2/COVID-19 Pandemie.

An dieser Stelle möchte ich Frau Prof.^{in} (FH) Mag.^{a} Dr.^{in} Roswitha Engel (Department- & Studiengangsleiterin, FHCW), all unseren Studierenden, den Standort-Studiengangsleitungen, den zahlreichen Pflegepersonen in der Pflegepraxis, den Schul- bzw. Pflegedirektor*innen, Lehrenden, sowie Schüler*innen für die Unterstützung, Herausforderungen und den gemeinsamen Weg danken. Letztlich auch Dank meinem Sohn Fabian Timo, mit Zauberstab und Umhang, meinem Mann Wolfgang, sowie all meinen Lieben für die Unterstützung.

Juni 2021 Bettina Maria Hojdelewicz

„Pflege ist ein zwischenmenschlicher Beziehungsprozess, bei dem zwei Personen (…) zueinander in Kontakt treten, um ein gemeinsames Ziel, das Pflegeziel, zu erreichen."

(Fiechter/Meier 1981)

Inhalt

1 Professionalisierung

Professionalität bedeutet, **fachliche, soziale und methodische Kompetenz** zu besitzen. Diese Kompetenz zeichnet sich aus durch die Fähigkeit zu selbstständiger Planung und Ausführung; sie wird durch Aus-, Fort- und Weiterbildung erzielt (vgl. Wilkinson 2011).

Professionelle Pflege bedeutet, dass die Pflegeausbildung einer **gesetzlichen Regelung** unterliegt. In Österreich erfolgt diese Regelung im österreichischen **Gesundheits- und Krankenpflegegesetz** von 1997 (BGBl I Nr. 108/1997 idgF) sowie in der ihm zugehörigen Gesundheits- und Krankenpflegeausbildungsverordnung; sie ist als Voraussetzung für die Berufsausübung anzusehen. An diese Ausbildung ist die Erwartung gebunden, dass die Absolvent*innen zur stetigen Weiterentwicklung der fachlichen und persönlichen Kompetenzen fähig sind.

Weiteres Kennzeichen der professionellen Pflege ist die Transparenz von Berufsinteressen durch die **Organisation in Berufsverbänden** (vgl. Thiel 2002; Weiss-Faßbinder/Lust 2017).

> Professionalität bedeutet die Fähigkeit zu selbstständiger Planung und Ausführung. Professionelle Pflege bedeutet, eine Pflegeausbildung genossen zu haben, die gesetzlichen Regelungen unterliegt.

Professionelle Pflege bedeutet mehr als lediglich die körperliche Präsenz von Pflegenden. Ihr Kennzeichen ist die Verbindung von **wissenschaftlicher Erkenntnis und Erfahrung mit der Kunst, den zu begleitenden Menschen in ihrer Einzigartigkeit** zu begegnen und physische, psychosoziale, ethnische und spirituelle Einflüsse wahrzunehmen (vgl. Schaeffer 1999; Mayer 2019; Wilkinson 2011).

Um dem Begriff der Professionalität gerecht werden zu können, müssen Pflegepersonen fähig sein, die durch Theorie und Wissenschaft erworbenen Erkenntnisse mit dem Erfahrungswissen und dem subjektiven Erleben der zu begleitenden Menschen in Verbindung zu bringen. Die Fähigkeit, die Perspektive der Betroffenen zu erfassen und in das eigene Handeln zu integrieren, wird als **hermeneutische Kompetenz** bezeichnet. Erst wenn hermeneutische Kompetenz und fachliche Kompetenz gemeinsam gelebt werden, kann von einer Professionalisierung der Pflege gesprochen werden.

Der gelebte Pflegeprozess stellt ein Instrument dar, um diesem ganzheitlichen Anspruch gerecht zu werden. Er ist somit Ausdruck professioneller Pflege (vgl. Thiel 2002).

> Professionelle Pflege ist nicht allein auf Problemlösung zu reduzieren. Sie beinhaltet die Perspektive der zu begleitenden Menschen, das Krankheitserleben aller Betroffenen, kritische Reflexionsbereitschaft sowie lebenslanges Lernen im Kontext einer fürsorglichen Pflegebeziehung (vgl. Wilkinson 2011).

Fundament der Problemlösungsfähigkeit ist das kritische Denken. Kritisches Denken ist die Kunst, über das eigene Denken zu reflektieren; es hat klare, präzise, fehlerfreie, relevante und beständige Gedanken zum Ziel (vgl. ebd.).

> „Kritisches Denken in der Pflege ist ein wesentliches Merkmal professioneller Verantwortlichkeit und ein Garant für die Qualität der Pflege." (Rubenfeld/Scheffer 2000, zit. nach Lunney 2001)

Folgende Aspekte zeichnen kritisches Denken aus:

1. Kritisches Denken befähigt zu **verständlichen und begründeten Annahmen**. Es erfolgt in einem dynamischen Prozess und gründet sich nicht auf Befangenheit, Präferenzen, Ängste oder Eigeninteresse, sondern nutzt zur Schlussfolgerung Fakten und Beobachtungen.
2. Kritisches Denken beinhaltet **Konzeptualisierung**. Ein Konzept ist eine abstrakte Beschreibung der Realität, in dem einzelne wahrzunehmende Phänomene dargestellt werden. Von Bedeutung sind dabei nicht nur die einzelnen Phänomene, sondern vor allem deren Zusammenhänge.
3. Kritisches Denken verpflichtet zu **Reflexion**: Erfahrungen aus bereits erlebten Pflegesituationen sollen in die gegenwärtige aktuelle Situation einfließen und neue, potenzielle Möglichkeiten der Problemlösung schaffen.
4. Kritisches Denken schließt sowohl **kognitive Fähigkeiten** als auch **gefühlsmäßige Einstellungen** ein.

5. Kritisches Denken erfordert Kreativität. Der Mut, Kreativität zuzulassen, ermöglicht den Einfluss frischer Ideen und schafft Möglichkeiten für neue Wege.
6. Kritisches Denken erfordert **Fachwissen**. Es findet nicht im Vakuum statt, denn sämtliche Faktoren nehmen Einfluss. Fachwissen ist eine Voraussetzung für die Fähigkeit, kognitive, interpersonelle und technische Ressourcen sachgerecht und sinnvoll zu nutzen (vgl. Wilkinson 2011).

Wilkinson (2011) unterscheidet **fünf Faktoren pflegerischen Fachwissens:**

1. Pflegewissenschaft
2. Kunst des Pflegens
3. Pflegeethik
4. persönliches Wissen
5. praktische Erfahrung

Ad 1: Die **Pflegewissenschaft** hält Fakten, Informationen und Theorien für die Pflegepraxis bereit, die aus eigenen forschungsbezogenen Daten und Einflüssen weiterer wissenschaftlicher Disziplinen stammen. Die Integration der wissenschaftlichen Erkenntnisse wird zusammenfassend als **Evidence-based Practice (EBP)** bezeichnet. Ziel ist es, die bestmögliche sowie finanzierbare Begleitung zu sichern.

Ad 2: **Kunst des Pflegens:** Das Forschungswissen, über das Pflegende verfügen, wird durch die **Kunst** des empathischen und aufmerksamen Pflegens ergänzt. Diese Kunst besteht darin, einen Zugang zu jenen Menschen zu finden, die begleitet werden sollen, und die wissenschaftlichen Erkenntnisse mit den Einschätzungen und den Bedürfnissen der zu Begleitenden zu verbinden.

Ad 3: Die **Pflegeethik** findet Ausdruck in professionellen Statements sowie Prinzipien und ist niedergelegt im **Ethikkodex**.

„The ICN Code of Ethics for Nurses is a guide for action based on social values and needs. It will have meaning only as a living document if applied to the realities of nursing and health care in a changing society. To achieve its purpose the Code must be understood, internalised and used by nurses in all aspects of their work. It must be available to students and nurses throughout their study and work lives." (International Council of Nurses, 2012)

Kurz umrissen beinhaltet der Kodex folgende Aspekte: (1) Die Pflegepersonen sollen fachkundig sein. (2) Das Hauptanliegen der Pflegepersonen sollten die Patient*innen sein. (3) Pflegepersonen sollen einander loyal und verlässlich begegnen. (4) Pflegepersonen sollen ihre Position nicht benutzen, um gegen die Patient*innen vorzugehen.

Ad 4: Das **persönliche Wissen** inkludiert sowohl das Wissen um die eigene Person als auch die Fähigkeit, Menschen nicht als Objekte wahrzunehmen, sondern als Individuen.

Ad 5: **Praktische Erfahrungen** sind oft geprägt von bereits erlebten Pflegesituationen, von Autoritäten, Intuition und Tradition. Die praktische Erfahrung ist jedoch vor allem dann gewinnbringend und zielführend, wenn sie sich nicht in unbedachter Routine verläuft, sondern eine Ressource für das kritische Denken darstellt (vgl. Wilkinson 2011).

Müller-Staub (2006) benennt die **Kennzeichen kritischen Denkens** von Pflegepersonen. Diese besitzen: „(...) Selbstvertrauen, kontextuelle Sensibilität, Kreativität, Flexibilität, Neugier, intellektuelle Integrität, Intuition, Offenheit, Beharrlichkeit, Reflexionsbereitschaft und Reflexionsvermögen (...)" (Müller-Staub 2006).

Lunney (2008) ist davon überzeugt, dass einige Pflegepersonen die Fähigkeit zu kritischem Denken erreichen; andere Pflegepersonen hätten jedoch noch Bedarf, diese Fähigkeit zu forcieren (vgl. Lunney 2008).

Sieben kognitive Strategien des kritischen Denkens werden in Bezug auf den Pflegeprozess angewandt:

1. Informationsbeschaffung
2. Analyse
3. Kontrolle
4. Prognose
5. Wissenstransfer
6. logisches Denken
7. Einhaltung von Regeln (vgl. ebd.)

Aktuelle Diskussionen über die österreichische Professionalisierung der Pflege haben zwei Richtungen der beruflichen Entwicklung zum Inhalt. Die beiden Richtungen sind nicht als in Konkurrenz zueinander befindlich zu verstehen, sondern als gleichwertig, gleichberechtigt und gemeinsam von großer Bedeutung. Diese beiden Richtungen sind

1. die **Akademisierung** des pflegerischen Berufsfeldes und
2. die **Entwicklung der professionellen Handlungskompetenz durch Pflegefachwissen** (vgl. Bögemann-Großheim 2004; Görres 2004).

Ad 1: **Akademisierung** gelingt durch die Ausbildung von Pflegefachkräften an Hochschulen. Pflegewissenschaftliche Erkenntnisse, die mithilfe von Forschungsergebnissen entwickelt werden, bieten Erleichterung und Bestätigung im Praxisfeld; gleichzeitig steigern sie die Gesundheitsförderung und das Bewusstsein für das subjektive Krankheitserleben der Betroffenen. Zukünftig wird die Akademisierung die gesellschaftliche Anerkennung stärken und die Eigenständigkeit des Berufsstandes fördern (vgl. ebd.).

Ad 2: Pflegerisches Fachwissen bezieht seine Erkenntnisse aus der Pflegewissenschaft sowie aus unterschiedlichen Fachdisziplinen. Der Pflegeprozess spiegelt das pflegerische Fachwissen als transparentes und begründetes Wissensgerüst wider. Dieses Fachwissen gilt es mit weiteren Gesundheitsberufsgruppen abzustimmen und zu argumentieren.

Aber auch die sich verändernden Bevölkerungsstrukturen nehmen Einfluss auf die Anforderungen von professionell Pflegenden. Somit stellen neue Betreuungsangebote im extramuralen Bereich und die Begleitung chronisch Kranker sowie alter Menschen wachsende Herausforderungen dar. Diese Veränderungen bergen die Notwendigkeit, **Handlungskompetenz** als **Summe von Fach- und Methodenkompetenz, persönlicher Kompetenz und sozio-kommunikativer Kompetenz** in Aus-, Fort- und Weiterbildung zu stärken (vgl. ebd.).

Zusammenfassung

Professionalität der Pflege erfordert die Verbindung von theoretischem Wissen mit Erfahrungswissen und dem subjektiven Erleben der Betroffenen. Gerade das subjektive Krankheitserleben der Betroffenen ist (handlungs-)entscheidend. Zusätzlich können fünf Quellen pflegerischen Wissens ausgemacht werden: (1) Pflegewissenschaft, (2) Kunst des Pflegens, (3) Pflegeethik, (4) persönliches Wissen und (5) praktische Erfahrung.

Kritisches Denken in der Pflege ist ein Merkmal professioneller Verantwortlichkeit und ein Garant für die Qualität der Pflege. Die Qualität professioneller Pflege ist durch die Fähigkeit zum kritischen Denken der agierenden Pflegepersonen geprägt. Sechs Faktoren zeichnen kritisches Denken aus: (1) prozesshaftes Geschehen, welches zu verständlichen und begründeten Annahmen befähigt, (2) Konzeptualisierung, (3) Reflexion, (4) Verbindung von kognitiven Fähigkeiten und gefühlsmäßigen Einstellungen, (5) Kreativität und (6) Fachwissen. Die Fähigkeit zu kritischem Denken bestimmt das Handeln im Rahmen des Pflegeprozesses und ist Instrument sowie Ausdruck professioneller Pflege.

Fragen zur Festigung des Wissens

- → Wie definiert sich die Fähigkeit zu kritischem Denken?
- → Wodurch zeichnet sich die Professionalität der Pflege aus?
- → Lässt sich Professionalität mit Beziehungsgestaltung in Verbindung bringen?
- → Definieren Sie den Begriff hermeneutische Kompetenz!
- → Erläutern Sie die Wissensquelle „praktische Erfahrung" und nennen Sie Vor- und Nachteile bzw. mögliche Gefahrenquellen.

2 Beziehungsprozess

Menschen stehen in Beziehung zu sich selbst, zu ihren eigenen Fähigkeiten, zu ihren eigenen Mängeln, Werten und Normen. Beziehung wird meist mit Begriffen beschrieben, die auf die Benennung emotionaler Zustände, Stimmungen oder Dynamiken abzielen. Die Beziehung zwischen Betroffenen und Pflegenden kann zum Wohlbefinden beitragen und einen positiven Einfluss auf den Genesungsprozess nehmen; sie unterliegt jedoch auch ihrerseits vielen Einflussfaktoren.

Eine Schlüsselfunktion nimmt die erste Begegnung zwischen Pflegeperson und zu begleitendem Menschen ein. Sie prägt die weitere Entwicklung der Beziehung zwischen beiden entscheidend.

Pflegebeziehungen sind etwas Besonderes. Es handelt sich bei ihnen um einen Kontakt, der aufgrund äußerer Bedingungen notwendig ist. In dieser von den Patienten oft nicht freiwillig gewählten Situation kann es einerseits zu **körperlicher Nähe**, andererseits – durch das **gemeinsame Erleben von Ausnahme- und Krisensituationen** – zu **nahen zwischenmenschlichen Beziehungen** kommen. Die Beziehungsgestaltung wird umso wichtiger, je langwieriger die Pflege ist, je abhängiger die Pflegebedürftigkeit macht und je gehemmter sich das Verhältnis zur Umwelt gestaltet.

Oft wird die Beziehung zwischen Pflegebedürftigen und Pflegenden durch das Gefühl der Scham beeinflusst. Scham wird im Krankenhausalltag erlebt, aber nicht immer gezeigt. Ein Erröten der zu begleitenden Personen, verschränkte Arme vor der Brust oder das Ansprechen des Sich-Schämens sind eher selten. Auslöser der **Scham** sind zumeist Unzufriedenheit mit sich selbst, **die Nichterfüllung von Erwartungen** oder das Gefühl des **Ausgeliefertseins**.

Neben individuellen und körperbezogenen Faktoren ist auch die **Abhängigkeit** von Pflegepersonen ein Faktor, der Scham auslösen kann. Der Unterstützungsbedarf bei der Mobilisation, bei der Nahrungsaufnahme usw. wird als „beschämend" bezeichnet (vgl. Sieger/Ertl-Schmuck/Harking, 2010).

Das Erleben der zu begleitenden Menschen wird durch das **Auftreten der Pflegepersonen** beeinflusst. Eine aufmerksame, empathische und freundliche Pflegeperson wird als „menschlich" und sympathisch wahrgenommen, und durch die entstandene vertrauensvolle Beziehung gelingt es der Pflegeperson, Gefühle von Scham zu lindern. Gefühlen der Scham kann auch durch **zeitgerechte und ausreichende Information** vorgebeugt werden (vgl. ebd.).

Pflegetheoretiker*innen weisen darauf hin, dass die **Grundhaltung der Pflegeperson** entscheidend ist. So verstehen Benner und Wrubel (1988) Pflegepersonen nicht als distanziert agierende Personen, sondern erkennen die wahre Pflegequalität in der **Bereitschaft sich auf das Gegenüber einzulassen**.

Dieses gefühlsmäßige Einlassen auf das Gegenüber wird als Caring **(Fürsorge)** beschrieben und versteht sich in Form eines wertschätzenden und respektvollen In-Beziehung-Tretens (vgl. Benner & Wrubel 1988, Swanson 1993, Stemmer 2003).

Ausgehend von Watson (2008), Benner und Wrubel (1988), Swanson (1993) und weiteren Theoretiker*innen, welche die Fürsorge und eine gelebte Beziehung als Grundhaltung definiert haben, versteht sich *Relationship-based Care* bereits im übergeordneten Sinne, nicht auf die professionelle Pflege reduziert, sondern als eine beziehungsbasierende Begleitung innerhalb des gesamten Gesundheitsversorgungssystems (vgl. Campbell 2009).

„Relationship-based care (RBC) is a nursing model for transforming practice, focusing on the value of relationship – the healthcare provider's relationship with patients, families, and community; with self; and with colleagues and interdisciplinary team members. (...) RBC and servant leadership ground the professional practice environment of care into one in which care providers are central and able to focus all their knowledge, skills, and abilities on patients and families." (Koloroutis 2004)

Abbildung 1 stellt sechs Kerninhalte für die Implementierung Beziehungsbasierter Pflege dar. Sie dienen als Bezugsrahmen. „Die Beziehungsbasierte Pflege ermöglichet eine pflegerisch-heilende Umgebung, in der Pflegende die Würde jedes einzelnen Menschen achten und alle Ressourcen wirksam für die Bedürfnisse des ganzen Menschen einsetzen." (vgl. ebd.)

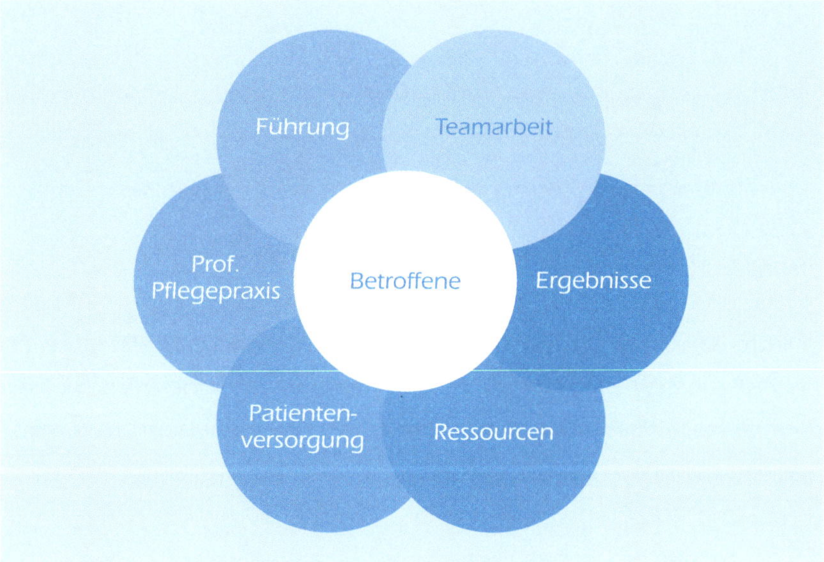

Abb. 1: Beziehungsbasierte Pflege (vgl. Koloroutis 2011)

(1) Führungspersönlichkeiten in der Pflege nehmen ebenso Einfluss wie (2) funktionierende Teambeziehungen und (3) das privilegierte Vertrauensverhältnis zwischen Betroffenen und Pflegepersonen der professionellen Pflegepraxis. Im Fokus steht eine professionelle therapeutische Pflegebeziehung im Rahmen eines patient*innenorientierten (4) Versorgungssystems. Verfügbare (5) Ressourcen wie Pflegepersonen, Ausstattung, System und Budget erfordern kritisches Reflektieren und einen kritischen Einsatz. Weiters hat RBC einen positiven Einfluss auf (6) Outcome-Ergebnisse (vgl. ebd.).

Die **Beziehungskompetenz** beschreibt die Fähigkeit, Beziehungen eingehen und gestalten zu können sowie Beziehungsprobleme zu benennen und zu bewältigen. Pflegende treffen in ihrer Berufsausübung auf unterschiedliche Pflegesituationen an verschiedenen Orten (in Hospizen, Pflegeheimen, Schulen ...). Die Rolle der Pflegeperson in der direkten Pflegesituation und damit ihr Verständnis von Beziehung wird geprägt von ihrem jeweiligen Verständnis von Gesundheit und Krankheit.

Aufbauend auf einer Analyse empirischer Untersuchungen zur Beziehungsgestaltung nennt Hulskers (2001) folgende einander übergreifende soziale Kompetenzen (siehe Abb. 2):

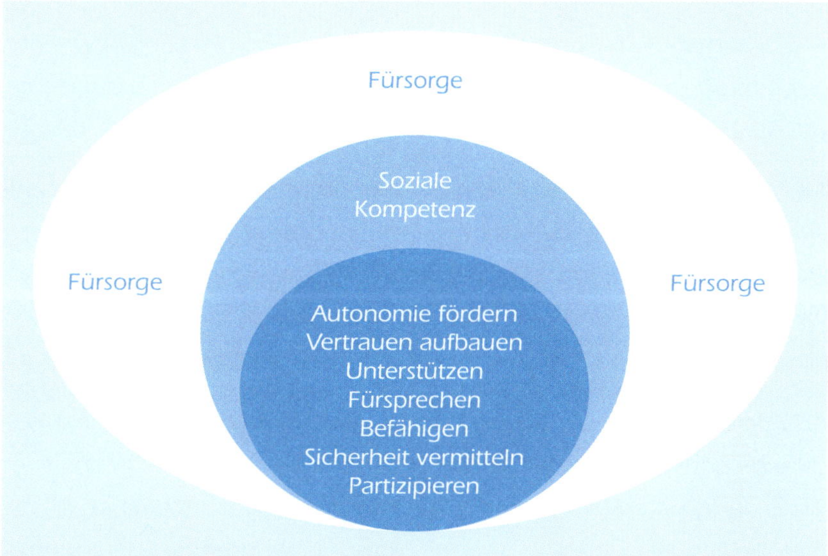

Abb. 2: Das Konzept Caring (vgl. Hulskers 2001)

Ad Autonomie fördern: Autonomie umfasst die Dimensionen der Selbstbestimmung, Zielorientierung, Wahlmöglichkeit, Freiwilligkeit und Individualität. Zentrale Aufgabe in der direkten Pflege ist es, Pflegebedürftige in Entscheidungsprozesse einzubeziehen. Entscheidungen über die täglichen Aktivitäten sind durch Pflegende zu unterstützen. Grundlage hierfür sind adäquate Informationen (siehe auch 4.: Fürsprechen). „Respekt vor der Privatsphäre und der Würde des Menschen sind unerlässliche Faktoren zur Förderung der Autonomie" (Hulskers 2001).

Ad Vertrauen aufbauen: In einer Untersuchung von Walker et al. (1998) zu vertrauensförderndem Verhalten beschrieben Befragte drei Hauptkategorien: (1) sich genügend informiert fühlen, (2) sich als Individuum wertgeschätzt fühlen und (3) sich zu Hause fühlen. Eine professionelle Beziehung zeichnet sich durch die Vermittlung von Information aus. Wertschätzung wird durch die Verlässlichkeit der Interaktionspartnerin/des Interaktionspartners ausgedrückt und schafft damit Vertrauen (vgl. Walker et al. 1998, zitiert nach Hulskers 2001).

Ad Unterstützen: Unter diesem Begriff versammeln sich verschiedene pflegerische Verhaltensweisen: Erklärungen bieten, beraten, durch Herzlichkeit Wärme vermitteln, Einfühlsamkeit zeigen, motivieren, beruhigen, relativieren, trösten und viele mehr. Mit Familienmitgliedern und Freunden eine Beziehung herzustellen wird ebenso als Unterstützung gewertet.

Ad Fürsprechen: In der Literatur oft als **Advocacy** beschrieben, hat Fürsprache das Wohlergehen der Pflegebedürftigen zum Ziel, und zwar im Sinne der eigenen Mündigkeit durch Informieren der Betroffenen. Es gilt hier, die Umgebung so zu gestalten, dass die Wahrung der Autonomie möglich ist.

Ad Befähigen (Empowerment): Dieser Begriff bedeutet, Fähigkeiten, Ressourcen und Möglichkeiten zu vermitteln, um eine Situation zu verändern. Ziel ist es, bei Pflegebedürftigen Ressourcen zu fördern, um ein Gefühl der Handlungsfähigkeit entwickeln zu können. Letztlich gilt es für die zu Pflegenden, die Verantwortung mitzutragen. Dafür sind Gefühle von Vertrauen, Wertschätzung und Respekt notwendig. Empowerment fördert ein positives Selbstwertgefühl und die Wiedergewinnung von Kontrolle. Damit werden auch Zukunftsperspektiven wahrgenommen und Gefühle von Hoffnung gestärkt.

Ad Sicherheit vermitteln: Fünf Strategien sind für die Vermittlung von Sicherheit ausschlaggebend: (1) Vorhersagen machen, (2) Unterstützung anbieten und geben, (3) Kontrolle durch Handlungsfähigkeit, (4) Ablenkung, (5) in Aktion treten. Sicherheit wird aber auch durch Information vermittelt, da die Furcht vor dem Bekannten ebenso wie die Angst vor dem Unbekannten auf diese Weise verhindert bzw. reduziert werden. Als Pflegeperson erreichbar zu sein, bietet ebenso Sicherheit wie eine freundliche und fröhliche Kommunikation.

Ad Partizipieren: Grundlage hierfür ist aufseiten der Pflegenden die Auffassung, dass Pflegebedürftige eine eigene Entscheidungskompetenz besitzen und darin unterstützt werden sollen. Voraussetzung dafür sind Kommunikation auf gleicher Ebene, die Pflegebeziehung, die Kompetenz der Pflegeperson und eine verständliche Informationsweitergabe (vgl. ebd.).

Eine gelungene Beziehungspflege stellt weiters die Basis für **personenzentrierte Informations- und Beratungsgespräche** dar. Diese Gespräche entsprechen der beruflichen Handlungskompetenz; sie bezeugen einerseits die Professionalisierung der Pflege und fördern andererseits die Autonomie und somit das Wohlbefinden der zu begleitenden Menschen. Die Informations- und Beratungsgespräche zeichnen sich durch die bestehende Beziehung, durch den Inhalt sowie durch eine gelungene Gesprächsführung aus.

> „Beratung auf der Grundlage klientenzentrierter Gesprächsführung berücksichtigt primär gefühlsmäßige Anteile einer Problemsituation, wobei positive Wertschätzung, Echtheit sowie empathisches Verstehen zentrale Wirkkräfte sind." (Engel 2020)

Unter **Echtheit oder Kongruenz** wird das Übereinstimmen von Wortwahl, Mimik und Handlungen der Pflegeperson verstanden. Das folgende Kapitel fokussiert auf das Verstehen des subjektiven Krankheitserlebens und unterstützt die Wahrnehmung der zu begleitenden Personen.

2.1 Subjektives Krankheitserleben

Es ist bedeutungsvoll, **wie die Betroffenen die Wirklichkeit subjektiv erleben**. Das Vorhandensein von Krankheit und das damit verbundene Empfinden des Lebens beeinflussen das pflegerische Handeln und das Verständnis der zu begleitenden Person. Das Erleben einer Situation stellt die Basis für die Pflegediagnostik dar und ist damit von deutlicher praktischer Relevanz (vgl. Schrems 2018).

Zahlreiche akute und chronische Erkrankungen führen zu Veränderungen im Körper, bringen Einbußen der körperlichen Funktionen mit sich und setzen sich oft in Behandlungen fort, die das Körperbild beeinflussen. Letztlich kann dies zu Einschränkungen der Berufstätigkeit und zu einschneidenden Veränderungen des Selbstverständnisses der Betroffenen führen (vgl. Mok et al. 2010).

Bei Menschen mit kognitiver Beeinträchtigung erkennt Schrems (2018) zwei Möglichkeiten, deren Wohlbefinden zu erfassen. Zu beobachten sind

1. das Verhalten der Betroffenen sowie
2. deren emotionaler Ausdruck.

Das Verhalten kann anhand der Verhaltensweisen erfasst werden, die die Betroffenen als Ausdruck ihres Schlafmusters oder im Rahmen ihrer sozialen Interaktionen zeigen, aber auch anhand des Verhaltens, das sie während des Alleinseins, des Essens und Trinkens und noch vieler anderer Tätigkeiten an den Tag legen. Der emotionale Ausdruck wird anhand der Beobachtungen von Mimik, Stimme, Körperhaltung und Bewegung erfasst (siehe auch Pflegeassessment, Kap. 4). Das Verstehen des subjektiven Krankheitserlebens erfolgt letztlich jedoch nicht nur durch die Beobachtung der Betroffenen, sondern durch die **Präsenz der Pflegeperson** und ist **Teil des Beziehungsprozesses** (vgl. ebd.).

Professionelle Pflege zeichnet sich durch das Erfassen des subjektiven Erlebens der Pflegebedürftigen aus und bedeutet aufgrund des verschiedenartigen Empfindens und der jeweils unterschiedlichen Realitäten der einzelnen Patient*innen eine Herausforderung. Letztlich ist mit Schrems (2018) jedoch zu bedenken, **„(...) dass nur die Beschreibung des Erlebnisses intersubjektiv zugänglich ist, nicht das Erleben selbst“** (ebd.). Wie das subjektive Erleben erfasst werden kann, wird hier anhand der **BATHE-Methode** in Kapitel 5.5, „Diagnostischer Prozess“, veranschaulicht (siehe S. 110).

Die Wirklichkeit der Betroffenen zeigt viele Formen. Ihr Erleben wird unter anderem auch durch Ausmaß, Dauer und Grad des Unterstützungsbedarfs maßgeblich beeinflusst.

2.2 Pflegekonzepte

Konzeptuelles Pflegewissen – d. h. Wissen, das auf Pflegekonzepten beruht – dient den Pflegepersonen als Unterstützung im alltäglichen Tun.

Pflegekonzepte sind übergeordnete Begriffe für die diversen, in der Pflegepraxis oftmals häufig zu beobachtenden Phänomene, die trotz ihrer Verschiedenheit aber dennoch miteinander in Verbindung stehen. Das konzeptuelle Zusammenführen und Interpretieren dieser Phänomene dient einerseits dem Verständnis des subjektiven Krankheitserlebens der Betroffenen sowie andererseits der Abgrenzung von weiteren konzeptuellen Phänomenen. Somit definieren und differenzieren Konzepte pflegerisches Fachwissen (vgl. Zeller-Forster 2002).

Käppeli (2002) gestaltet Pflegekonzepte anhand eines achtstufigen Rasters: (1) Definition/Überbegriff, (2) Thema des konzeptuellen Pflegewissens, (3) mögliche Ursache(n), (4) Erlebnis/Bedeutung, (5) Erscheinungsformen, (6) unterstützende Pflegeinterventionen, (7) Voraussetzungen und Konsequenzen und (8) Literaturverzeichnis.

In diesem Format sind zahlreiche Konzepte wie z. B. Leiden, Hilflosigkeit, Krise, Verlust, Hoffnung, Angst usw. bearbeitet worden (vgl. Zeller-Forster 2002). Das Raster dient einer zusätzlichen Orientierung und schafft durch seine Standardisierung bei den agierenden Pflegepersonen ein Bewusstsein für das individuelle Krankheitserleben der Betroffenen.

Exemplarisch wird nachfolgend das Pflegekonzept Hilflosigkeit (vgl. Käppeli 2002) in gekürzter Form dargestellt:

Tab. 1: Pflegekonzept Hilflosigkeit

Pflegekonzept Hilflosigkeit	
1. Kurzbeschreibung	Hilflosigkeit ist ein Gefühl, welches ein „Sich-Aufgeben" zum Ausdruck bringt. Das Erleben ist vorübergehend oder von Dauer. Als Reaktion auf Geschehnisse sind die Betroffenen nicht fähig, sich selbst zu helfen und erleben weitere Gefühle wie Machtlosigkeit, Hoffnungslosigkeit und durch den Kontrollverlust oft Angst.
2. Definition	Hilflosigkeit wird als „(...) psychologischer Zustand, der mit Gefühlen der Unzulänglichkeit, des Versagens, der Unfähigkeit, eine Situation zu meistern, einhergeht" (Zeller-Forster 2002) verstanden (siehe auch **erlernte Hilflosigkeit**; Seligman 1999).
3. Mögliche Ursache(n)	Zahlreiche Ursachen können Gefühle von Hilflosigkeit auslösen, wie z. B. Armut, Abhängigkeit, anhaltender Kontrollverlust usw.
4. Erlebnis/ Bedeutung	Hilflosigkeit ist ein Veränderungsprozess, der sich negativ auswirkt. Durch die Veränderungen der Lebensumstände, durch Krankheit und damit verbundene Krankenhausaufenthalte können Gefühle der Hilflosigkeit ausgelöst bzw. verstärkt werden.
5. Erscheinungsform(en)	Subjektiv wahrnehmbare Phänomene: → versagt zu haben → Angst, zu versagen → Scham usw. Objektiv wahrnehmbare Phänomene: → passive, apathische Haltung → Weinen usw.

6. Unterstützende Pflegeinterventionen	Die Pflegeperson erfasst die Ursache der auslösenden Faktoren, begegnet der/dem zu Pflegenden mit Wertschätzung, entwickelt mit ihr/ihm gemeinsam Strategien, um die Kontrolle zurückzugewinnen.
7. Voraussetzungen und Konsequenzen	Gelungenes Aufnehmen einer Pflegebeziehung usw.
8. Literaturverzeichnis	vgl. Käppeli 2002

Pflegekonzepte fassen Phänomene, die miteinander in Verbindung stehen, zusammen. Durch die Nähe zum Geschehen, also infolge des geringen Abstraktionsniveaus, können Pflegekonzepte mit wenig Aufwand in die Pflegepraxis integriert werden.

2.3 Pflegetheoretischer Hintergrund

„Eine Theorie ist eine schöpferische Zuordnung von Fakten, Ideen und Erfahrungen, die geeignet ist, ein gegebenes Phänomen angemessen zu beleuchten. (...) Künstler sind ebenso wissenschaftlich tätig, wie Wissenschaftler künstlerisch tätig sind." (Watson 1996)

Das Erleben von Pflegesituationen ist individuell und durch unzählige Einflussfaktoren bedingt. Diese Erfahrungen lassen sich nicht (in jeder Situation) messen oder bewerten. Die genauesten Zahlen, Statistiken und Fakten können das Wirklichkeitserleben nicht ersetzen. Es ist schwierig, im Rahmen des naturwissenschaftlichen Forschungsverständnisses den Faktor der menschlichen Zuwendung, wie er im Rahmen des Pflegeprozesses vonnöten ist, einzubeziehen. Hingegen ist es möglich, menschliches Verhalten anhand von Mustern und Beziehungen zu erfassen. **Als entscheidendes Kriterium ist der Kontext zu beleuchten** (vgl. Watson 1996).

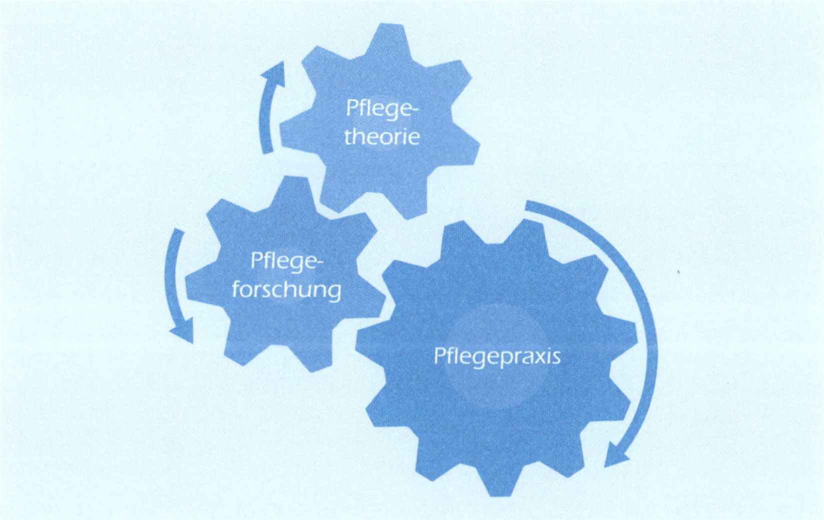

Abb. 3: Interaktion von Pflegetheorie, Pflegeforschung und Pflegepraxis

Die Pflegepraxis wird von den Kenntnissen aus der Pflegeforschung bedingt und kann wiederum Klärungsbedarfe an die Pflegeforschung herantragen. Pflegetheorien stellen ein Wissensgerüst für die Handelnden der Pflegepraxis und bieten Grundlagen für weitere Pflegeforschungen. Eine Trennung dieser drei Kernbereiche erscheint als künstlich. Viel mehr ergänzen sich Pflegetheorien, Pflegeforschung und Pflegepraxisfeld (vgl. Peterson/Bredow 2020).

Meleis (1999) definiert Pflegetheorien als Darstellung der Pflegerealität „(…) mit dem Ziel (…), Phänomene zu beschreiben, Beziehungen zwischen Phänomenen zu erklären, Folgen vorherzusagen oder Pflegehandlungen vorzuschreiben" (Meleis 1999).

In größerem Umfang begann die Entwicklung der Pflegetheorien in den USA der 1950er-Jahre. Die Theoretiker*innen dieser Zeit hatten ein gemeinsames Ziel, nämlich den Gegenstandsbereich der Pflege mit seinen besonderen Aspekten herauszuarbeiten und aufzuzeigen, um sich in der Folge von anderen Disziplinen abzugrenzen. Anzumerken ist, dass es sich hierbei um Pflegetheorien großer Reichweite handelt. Dies bedeutet, dass diese Theorien sehr allgemein sind und damit äußerst abstrakt wirken und dass ihre direkte Umsetzung im Praxisfeld daher schwierig ist. Hinzu kommt, dass Pflegetheorien lediglich beschreiben, wie Pflege sein soll. Pflegepersonen erleben im Alltag jedoch eine Ist-Situation, und die ist nicht immer von optimalen Bedingungen bestimmt (vgl. Meleis 2017; McEwen/Wills 2006; Stemmer 2003). Theorien mittlerer Reichweite und Ad-hoc-Theorien sind hingegen praxisnahe und weniger abstrakt. Daher sind sie auch leichter in den Alltag der Pflegenden zu integrieren. Einige dieser Theorien stellen die menschliche Fürsorge (Caring) in den Mittelpunkt ihrer Ausführungen (vgl. Benner/Wrubel 1988; Swanson 1991; Swanson 1993; Stemmer 2003).

Theoretiker*innen weisen darauf hin, dass in Bezug auf Caring die Grundhaltung der Pflegeperson entscheidend ist. So verstehen Benner und Wrubel (1988) Pflegepersonen nicht als distanziert agierende Personen, sondern erkennen die wahre Pflegequalität in der Bereitschaft, sich auf das Gegenüber einzulassen. Swanson (1991 und 1993) spricht von einem wertschätzenden Miteinander-in-Beziehung-Treten, in dem sich die Personen einander verbunden fühlen. Eine distanzierte Haltung wird von den Theoretiker*innen abgelehnt (vgl. Benner/Wrubel 1988; Swanson 1991; Swanson 1993; Stemmer 2003).

Hulskers (2001) erkennt in Pflegebeziehungen zwei Kernaspekte:

1. Kompetenz und
2. Fürsorge.

Diese beiden Komponenten zusammen ergeben die professionelle Fürsorge (vgl. Hulskers 2001).

Die professionelle Fürsorge lässt eine nahe Pflegebeziehung zu, in der die zu Pflegenden und die Pflegepersonen einander vertrauen.

Im Laufe des Pflegeprozesses verändert sich diese Pflegebeziehung. Die Pflegetheoretikerin **Hildegard Peplau** gestaltet ihre Theorie rund um die zwischenmenschliche Beziehung im Zeitverlauf. So erkennt sie vier Phasen der Beziehungsgestaltung. Die Theoretikerin geht davon aus, dass Pflegepersonen, welche sich des Verlaufs bewusst sind, effektiver und somit auch professioneller handeln können (vgl. Peplau 1991; Sander/Schneider 2006).

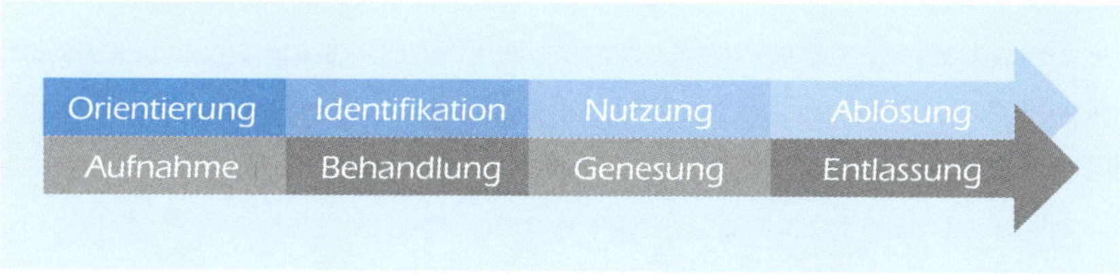

Abb. 4: Phasenverlauf der Pflegebeziehung (vgl. Peplau 1991)

Im Zeitverlauf verändert sich nicht nur die Beziehungsgestaltung, auch die Aufgaben und das Rollenverständnis der Pflegeperson entwickeln sich weiter. So treten die zu Pflegenden und die Pflegepersonen in der **Orientierungsphase** als Fremde in Kontakt und bauen nach und nach eine vertrauensvolle Beziehung auf.

Die **Identifikationsphase** zeichnet sich durch ein enger werdendes Bündnis aus. Die Betroffenen beginnen sich mit den eigenen Problemen auseinanderzusetzen, und die Pflegeperson versucht die Situation zu verstehen und bringt den zu Begleitenden eine professionelle Fürsorge entgegen.

In der **Phase der Nutzung** erkennen die zu Begleitenden immer deutlicher die Situation, benötigen vermehrt Information und versuchen, aktiv mitzuarbeiten. Durch eine gelungene und nahe Pflegebeziehung wird es möglich, sich gemeinsame Ziele zu stecken. Die Pflegeperson setzt nach Absprache mit den zu Pflegenden professionelle Pflegeinterventionen und gibt Empfehlungen, um Kontrolle über die Situation zu gewinnen.

Die **Phase der Ablösung** kann ein Übergang in eine andere Pflegeinstitution oder eine Entlassung nach Hause sein. Die zu Pflegenden übernehmen zunehmend die Verantwortung und lösen sich dadurch aus der engen Pflegebeziehung. Durch ein gelungenes Entlassungsmanagement ermöglichen die Pflegepersonen die Selbstständigkeit der zu Pflegenden. Die Lösung aus der engen zwischenmenschlichen Beziehung dient der Pflegeperson nach dem Sich-Einlassen als Möglichkeit zum Rückzug aus der engen Pflegebeziehung (vgl. Peplau 1991, Sander/Schneider 2006).

> Auch Meleis (2017) zeigt auf, dass die Umsetzung des Pflegeprozesses in der Pflegepraxis in hohem Maß von der theoretischen Überzeugung und Perspektive der agierenden Pflegepersonen abhängig ist.

So legen Theoretiker*innen in Bedürfnismodellen den Schwerpunkt vermehrt auf körperliche Grundfunktionen. Andere Theorien und Modelle konzentrieren sich auf die Interaktionen, wieder andere erfassen das Krankheitserleben der Betroffenen, um das Erleben bewusst zu machen und Ansätze für die Begleitung aufzuzeigen (vgl. Meleis 2017).

Ida Jean Orlando entwickelte ihre Theorie, beeinflusst von Hildegard Peplau, aus der Unzufriedenheit heraus, dass die Pflegepraxis durch organisatorische Strukturen bestimmt sei und nicht durch die individuellen Bedürfnisse der Menschen. So beschäftigte sich diese Theoretikerin mit der Klärung von Interaktionsprozessen in Pflegebeziehungen. Zu diesem Zweck analysierte sie rund 2000 Pflegesituationen. Orlando (1961 und 1972) kreierte als eine der ersten Theoretikerinnen den Begriff Pflegeprozess als Ausdruck professioneller Begleitung durch Pflegepersonen.

Die Reaktion der Pflegeperson richtet sich in jeder Pflegesituation nach der verbalen und nonverbalen Kommunikation mit den zu Begleitenden und wird von den Beobachtungen, Gedanken und Gefühlen der Pflegeperson beeinflusst. Nach Orlando (1996) benötigt der Pflegeprozess folgende zwei Voraussetzungen:

→ **Kongruenz:** Gedanken und pflegerisches Handeln der Pflegeperson stimmen überein.
→ **Rückversicherung:** Eindrücke der Pflegepersonen werden von den zu Pflegenden bestätigt oder korrigiert.

Für Orlando gilt, dass automatisch abgespultes pflegerisches Handeln, wie es im Rahmen der Funktionspflege erfolgt, keinen Anspruch auf Professionalität erheben kann.

Ein individuell auf die Bedürfnisse der Betroffenen abgestimmter Pflegeprozess wird dagegen als effektiv bewertet (vgl. Orlando 1996; Orlando 1990; Meleis 2007; Meleis 1999). Durch das professionell und individuell abgestimmte pflegerische Handeln entspricht die Pflege den Erwartungen der Betroffenen und baut Gefühlen von Hilflosigkeit und Verzweiflung vor, indem sie dafür sorgt, dass die Pflegebedürftigen die Kontrolle erhalten.

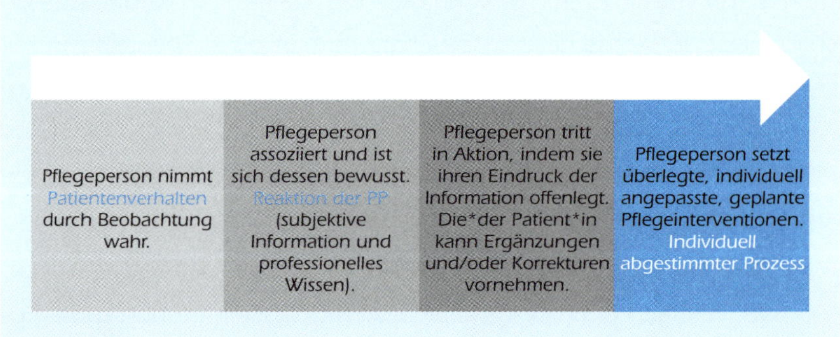

Abb. 5: Kerninhalte von Ida Jean Orlandos Theorie (vgl. Orlando 1996; Meleis 1997; Meleis 2017)

Die Beurteilung des Prozesses findet gemeinsam statt. Beurteilt wird die Wirkung der Handlungen auf das Befinden der Patientin/des Patienten. Orlando gelang es, Prozesswissen ebenso deutlich darzustellen wie die Notwendigkeit der Partizipation durch die Betroffenen. So wie Ida Jean

Orlando von Hildegard Peplau beeinflusst wurde, beeinflusste auch sie weitere Theoretiker*innen in ihrem Schaffen (vgl. Meleis 1999).

Mitunter hat auch die Theoretikerin **Monika Krohwinkel** auf dem Prozesswissen von Peplau und Orlando aufgebaut. Sie bezeichnet diesen Aspekt ihrer Theorie als **fördernde Prozesspflege.**

Für die Förderung einer personenorientierten Pflege im pflegerischen Alltag sind nach Krohwinkel (2007) folgende Voraussetzungen unerlässlich:

→ **Wahrnehmung:** Pflegepersonen besitzen die fachliche Kompetenz, die Ressourcen und Fähigkeiten der zu begleitenden Menschen zu erkennen und in der Fachsprache wiederzugeben.

→ **Ganzheitlichkeit:** Holistische Pflege beachtet in der Begleitung die Lebensbiografie und die Lebensumstände. Das tägliche Tun der zu pflegenden Personen wird für sich und auch im Kontext erfasst, und es wird – entsprechend den Vorstellungen der Betroffenen – eine Prioritätenordnung vorgenommen. In diesem Sinne wird die zu begleitende Person nicht auf Ressourcen oder Probleme reduziert, sondern als Körper, Seele und Geist inklusive äußerer Einflussfaktoren erkannt.

→ **Übereinstimmung:** Ähnlich wie Ida Jean Orlando spricht auch Krohwinkel (2007) von Kongruenz. Geplante Pflegeinterventionen werden von den Pflegepersonen bewusst durchgeführt. Hierbei entsteht fördernde Übereinstimmung.

→ **Kontinuität:** Der Begriff Kontinuität bezeichnet die gleichbleibende und verlässliche Pflege im Beziehungs- und Problemlösungsprozess.

→ **Unabhängigkeit:** Selbstständigkeit fördert das Wohlbefinden und wirkt einem möglichen Kontrollverlust entgegen (vgl. Krohwinkel 2007; Sander/Schneider 2006).

Der hohe Grad an **Personenorientierung** ist an der Förderung bzw. Aufrechterhaltung des Wohlbefindens sowie an der Steigerung der Selbstpflegekompetenz und somit der Möglichkeit zur Selbstständigkeit zu erkennen.

Bei hoher Patientenorientierung wird die Pflegesituation zusätzlich durch „(...) Interaktion und Kommunikation, eine differenzierte Wahrnehmung über mehrere Sinne sowie eine empathische Beziehung zu dem pflegebedürftigen Menschen" (Loskamp 2003) gefördert.

Zusammenfassung

Pflegebeziehungen sind – bedingt durch die körperliche Nähe sowie durch das gemeinsame Erleben von Ausnahme- bzw. Krisensituationen – etwas Besonderes. Gefühle der Scham, des Ausgeliefertseins und der Abhängigkeit bestimmen das Erleben der Betroffenen. Der Erstkontakt von Pflegepersonen und zu pflegenden Menschen ist für die weitere Beziehungsgestaltung entscheidend.

Die Präsenz der Pflegeperson ist ein wichtiger Bestandteil des Beziehungsprozesses. Die Fähigkeit, Beziehungen einzugehen und zu gestalten sowie Beziehungsprobleme zu benennen und zu bewältigen, wird als Beziehungskompetenz zusammengefasst. In Verbindung mit Fachkompetenz und Fürsorge stellt sie die professionelle Fürsorge dar. Das Verstehen des subjektiven Krankheitserlebens erfolgt einerseits durch Gespräche sowie andererseits durch die Beobachtung der Betroffenen; es wird in Pflegekonzepten transparent dargestellt. Pflegekonzepte sind übergeordnete Begriffe für zusammengehörende Phänomene und dienen als Wissensgerüst für das praktische Handeln.

Fragen zur Festigung des Wissens

- → Beschreiben Sie die Besonderheit von Pflegebeziehungen!
- → Erläutern Sie den Begriff „Beziehungspflege"!
- → Erklären Sie die notwendige soziale Kompetenz für die Beziehungsgestaltung!
- → Erläutern Sie Zielsetzung und Aufbau von Pflegekonzepten!
- → Welchen Nutzen besitzen Pflegetheorien für das tägliche Tun?
- → Erörtern Sie den Rollenwechsel im Verlauf nach Hildegard Peplau!
- → Erläutern Sie das Prozesswissen von Ida Jean Orlando!
- → Welche unerlässlichen Voraussetzungen für die personenzentrierte Pflege werden von Monika Krohwinkel beschrieben?

3 Problemlösungsprozess

Der Pflegeprozess ist eine in bestimmten Schritten ablaufende Methode der Problemlösung und somit Teil der geplanten Pflege: „Geplante Pflege ist die gedankliche und schriftliche Vorwegnahme von Pflegetätigkeiten, das heißt, eine vorhandene Situation (Ist-Zustand) wird in eine neue Situation (Soll-Zustand) umgewandelt." (Henke 2009)

Es handelt sich hier um ein dynamisches Geschehen, dessen Hauptziel eine kontinuierliche und individuelle Pflege ist. Die zu lösenden Probleme ergeben sich aus den vorhandenen bzw. zu erwartenden Einschränkungen der Betroffenen. Die Identifikation dieser Einschränkungen dient der **Problemlösung und/oder Integration** in das Leben der Betroffenen.

Der Pflegeprozess folgt dem Prinzip des kybernetischen Regelkreises.

> „Der Pflegeprozess besteht aus einer Reihe von logischen, voneinander abhängigen Überlegungs-, Entscheidungs- und Handlungsschritten, die auf eine Problemlösung, also auf ein Ziel hin, ausgerichtet sind und im Sinne eines Regelkreises einen Rückkoppelungseffekt (Feedback) in Form von Beurteilung und Neuanpassung enthalten." (Fiechter/Meier 1981)

Den größten Nutzen aus einer individuell geplanten Pflege beziehen die zu begleitenden Menschen. Letztlich ist der gelebte Pflegeprozess ein Merkmal professioneller Pflege. Aber auch weitere positive Aspekte können durch den gelebten Pflegeprozess in der Pflegepraxis erzielt werden, nämlich **Kosteneffizienz, Kontinuität und Koordination**. Durch die Pflegekontinuität wird wiederum Sicherheit vermittelt und professionelle Begleitung sichergestellt (vgl. Alfaro-LeFevre 1998; Wilkinson 2011).

Alfaro-LeFevre (1998) erkennt folgende Prozessschritte als Teilaspekte der Problemlösung:

1. Phänomene **erkennen**
2. Erkanntes **analysieren**
3. eine Lösung **planen**
4. Problemlösungsstrategien in die herrschende Situation einbringen, d. h. das Geplante **umsetzen**
5. die Effizienz **kontrollieren** (siehe Abb. 6).

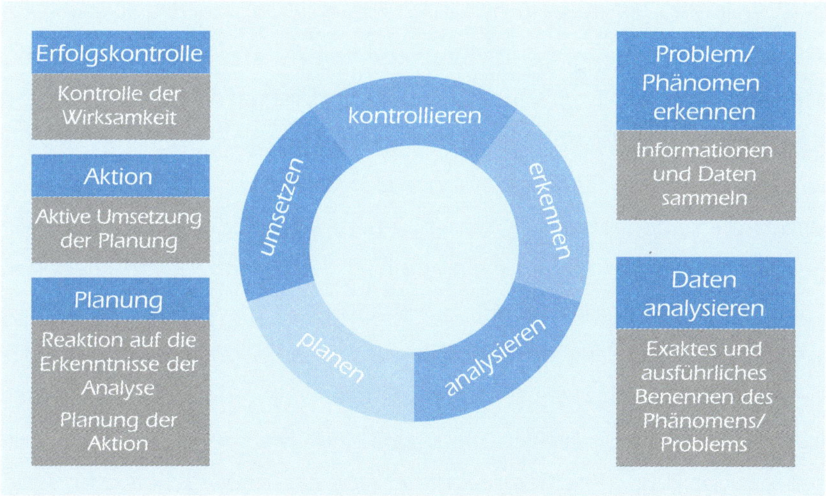

Abb. 6: Problemlösungsprozess (vgl. Alfaro-LeFevre 1998)

Eine gelungene Organisation spart Zeit und Energie und sichert damit die Zufriedenheit der zu Pflegenden sowie die Zufriedenheit der Pflegepersonen (vgl. Wilkinson 2011). Für einen gelungenen Beziehungs- und Problemlösungsprozess ist aber auch die **Organisationsform der Pflege** von Bedeutung. Folgende Formen sind hierbei zu unterscheiden (vgl. Kuzier et al. 2008; Bunik 2002):

1. Funktionspflege
2. Gruppenpflege
3. Bereichspflege
4. Bezugspflege
5. Primary Nursing

Ad 1: **Die Funktionspflege** ist gekennzeichnet durch eine funktionelle Arbeitsteilung, d. h. das gesamte Pflegeausmaß wird in kleine Teilhandlungen untergliedert und einzelnen Pflegepersonen zugeordnet.

Diese Organisationsform konzentriert sich auf einen funktionellen Ablauf. Eine Pflegeperson ist beispielsweise für das Verabreichen von Medikamenten und für Infusionen usw. zuständig, eine andere für die Körperpflege. In diesem Fall sind mehrere Pflegepersonen pro Tag für eine zu pflegende Person zuständig und verantwortlich. Eine konkrete Bezugspflegeperson ist hierbei nicht auszumachen. Eine vertrauensvolle Pflegebeziehung zwischen Patient*innen, Angehörigen und Pflegepersonen kann im Rahmen dieser Organisationsform nur schwer aufgebaut werden. Die Pflegepersonen kennen den ihnen zugeteilten Handlungsbereich meist genau, der Blick für das Gesamte kann durch die Aufteilung der Teilaspekte jedoch nicht gelingen. Die Funktionspflege stellt somit **nicht den geeigneten Rahmen** für eine individuelle und ganzheitliche Pflege dar.

Ad 2, 3, 4: In der **Gruppen-, Bereichs- und Bezugspflege** wird der zu begleitende Mensch in den Mittelpunkt der Aufmerksamkeit gestellt. Die tagsüber aktiven Pflegepersonen werden einzelnen Patientengruppen zugeteilt und sind für deren umfassende pflegerische Begleitung verantwortlich. Die verantwortliche Pflegeperson kann durch ihre Anwesenheit und Verantwortlichkeit für die einzelnen zu Pflegenden als Bezugspflegeperson wahrgenommen werden. Diese Form der Betreuung gewährt den Pflegepersonen den geeigneten Rahmen, um für eine begrenzte Anzahl von Menschen alle notwendigen Pflegehandlungen eigenständig durchzuführen. Auf diese Weise können die Pflegenden den zu begleitenden Menschen im Ganzen erfassen.

Ad 5: Die Organisationsform **Primary Nursing** ist als besondere Form der Bezugspflege anzusehen, die wie folgt abläuft: Eine bestimmte Pflegeperson erfasst die Ressourcen, Bedürfnisse und Sichtweisen der zu begleitenden Personen. In der Folge wird von Pflegeperson und Betroffenen gemeinsam die Pflegeplanung vorgenommen. Die Primary Nurse übernimmt auch den Informationstransfer und die Koordination mit weiteren Berufsgruppen, die den Einzelnen begleiten. Wie der Beziehungsprozess begonnen hat, so endet er schließlich: gemeinsam mit der Primary Nurse, die auch das Ergebnis des Prozesses erhebt.

Aufgrund der kontinuierlichen Bezugspflege ist Primary Nursing als höchste Form der Patientenorientierung zu betrachten (vgl. Kuzier et al. 2008; Bunik 2002).

3.1 Historische Entwicklung

Die Geschichte der Gesundheits- und Krankenpflege zeigt, dass bis zur Zeit von Florence Nightingale keine eigene Systematik – wie etwa das System des kybernetischen Regelkreises, das eine solche darstellt – in der Pflegepraxis verwendet wurde. Die Praxis beschränkte sich lediglich auf Beobachtungen und Verrichtungen.

Einige amerikanische Pflegetheoretiker*innen wie zum Beispiel **Virginia Henderson, Ida Jean Orlando** oder **Hildegard Peplau** setzten sich mit Interaktion und Pflege als Prozess auseinander (siehe Kapitel 2.3). **Lydia Hall** beschrieb bereits 1955 die prozesshafte Vorgehensweise (vgl. Wilkinson 2011; Habermann/Uys 2005).

1967 führte die katholische Universität von Amerika die Unterteilung in die vier Schritte des Pflegeprozesses ein: Assessment, Planning, Intervention, Evaluation. Im selben Jahr veröffentlichten Helen Yura und Mary B. Walsh das erste Buch zu diesem Thema.

Ab 1967 wurde der Pflegeprozess in den USA zum Schlüsselelement einer auf Theorie basierenden Pflege. Diesem Trend folgten nach und nach Länder wie z. B. England, Schweden, Südafrika und Deutschland (vgl. Habermann/Uys 2005). Das Vier-Phasen-Modell von Yura und Walsh entspricht dem durch die Weltgesundheitsorganisation (WHO) seit den 1960er-Jahren favorisierten Modell des Pflegeprozesses.

Im deutschsprachigen Raum wird der Problemlösungsprozess seit Anfang der 1980er-Jahre diskutiert. **Verena Fiechter** und **Martha Meier** veröffentlichen 1981 in „Pflegeplanung – eine Anleitung für die Praxis" einen sechsstufigen Prozess. Diese beiden Autorinnen nahmen großen Einfluss auf das Verständnis des Pflegeprozesses in Mitteleuropa.

Einen Pflegeprozess, geteilt in die zwei Hauptkomponenten **(1) Problemerkennung** und **(2) Problemlösung**, stellte Gordon (1994) vor (vgl. ÖBIG 2010).

Seit 1985 sind Pflege und Dokumentation im Rahmen des Pflegeprozesses in Deutschland gesetzlich vorgeschrieben (vgl. Wilkinson 2011; Leoni-Scheiber 2004; ÖBIG 2010).

Das Prozessgeschehen fand seine weitere Ausprägung durch die **American Nursing Association (ANA)**, denn die ANA erfasste die Notwendigkeit, die menschlichen Reaktionen, die auf die diversen Gesundheitsprobleme erfolgen, zu benennen. Die Formulierung von Pflegephänomenen durch **Pflegediagnosen um 1980** (siehe Kap. 5.1) nimmt somit einen hohen Stellenwert in der Fachsprache ein und stellte einen Meilenstein auf dem Weg der Professionalisierung dar. **1987** fand in Kanada hierzu die erste **Pflegediagnosenkonferenz** statt (vgl. Wilkinson 2011; Leoni-Scheiber 2004).

Die American Nursing Association listet im **State Policy Statement** sechs Faktoren auf, die sie im Rahmen der professionellen Begleitung als essenziell ansieht: Professionelle Pflegebegleitung …

1. orientiert sich nicht nur am Problem, sondern beachtet das **subjektive Krankheitserleben**, die **gesunden ebenso wie die kranken Anteile**, im Kontext der **umgebungsbedingten Faktoren;**
2. verbindet das **individuelle Erleben mit objektiven** (erhobenen) **Daten;**
3. nutzt **kritisches Denken**, um passende Pflegediagnosen zu wählen und wissenschaftliche Erkenntnisse zu bewerten;

4. schafft eine **Beziehung** und eine **Atmosphäre** der professionellen Fürsorge, um Genesung zu ermöglichen;
5. verbindet tägliches Tun mit **wissenschaftlichen Erkenntnissen;**
6. nimmt **Einfluss auf die Politik** im Gesundheitswesen (vgl. Wilkinson 2011).

1991 deklarierte die **Joint Commission on Accreditation of Healthcare Organizations** (**JCAHO**, Zertifizierungskommission des Verbandes der Gesundheitsorganisationen in den USA) die Pflegedokumentation als wesentlichen Bestandteil der Krankengeschichte und erklärte das Aufbewahren der schriftlichen bzw. elektronischen Dokumentation als verpflichtend (vgl. Brobst 2007).

3.2 Rechtliche Voraussetzungen in Österreich

Im **Krankenanstalten- und Kuranstaltengesetz** (KAKuG; BGBl. Nr. 1/1957) ist in der Führung von Krankengeschichten, § 10 (Absatz 1), festgehalten, dass wesentliche Leistungen zu dokumentieren und mindestens 30 Jahre aufzubewahren sind (vgl. KAKuG 2020).

Die gesetzliche Regelung im Bundesgesetz über Gesundheits- und Krankenpflegeberufe (Gesundheits- und Krankenpflegegesetz – GuKG) 1997, §5, sieht vor, dass alle gesundheits- und krankenpflegerisch relevanten Interventionen sowie alle weiteren Schritte des Pflegeprozesses dokumentiert werden müssen.

Die Verschriftlichung des Pflegeprozesses zählt zu den Berufsverpflichtungen des gehobenen Dienstes für Gesundheits- und Krankenpflege. Die einzelnen Schritte werden in §14, den Pflegerischen

Kernkompetenzen, festgehalten (GuKG 1997, §14 (BGBl I Nr. 108/1997 idgF).

Die Professionalisierung der Gesundheits- und Krankenpflege bringt sowohl Selbstständigkeit als auch Verpflichtungen mit sich. Die pflegerische Kernkompetenz im Rahmen von §14 beinhaltet einerseits Eigenverantwortlichkeit und Entscheidungsfreiheit (fachliche Weisungsfreiheit) als aktiven Wirkungsbereich, andererseits aber auch Verantwortung (Haftung) als Verpflichtung.

Nachfolgend die entsprechende Verordnung (siehe Abb. 7).

§14(1) Die **pflegerischen Kernkompetenzen** (...) umfassen die eigenverantwortliche Erhebung des **Pflegebedarfs** sowie der Beurteilung der **Pflegeabhängigkeit**, die **Diagnostik, Planung, Organisation, Durchführung, Kontrolle und Evaluation aller pflegerischen Maßnahmen (Pflegeprozess)** in allen Versorgungsformen und Versorgungsstufen, die Prävention, Gesundheitsförderung und Gesundheitsberatung im Rahmen der Pflege sowie die Pflegeforschung.

§14(2) Die pflegerischen Kernkompetenzen (...) umfassen im Rahmen der Gesundheits- und Krankenpflege insbesondere:

1. **Gesamtverantwortung für den Pflegeprozess.**
2. Planung und Durchführung von Pflegeinterventionen bzw. -maßnahmen.
3. Unterstützung und Förderung der Aktivitäten des täglichen Lebens.

Abb. 7: Auszug aus dem GuKG 1997, §14 (BGBl I Nr. 108/1997 idgF)

Die zu Pflegenden haben das Recht, in die Pflegedokumentation Einsicht zu nehmen. „Das Recht der Patienten und Patientinnen auf Einsichtnahme in die über sie geführte Dokumentation der diagnostischen, therapeutischen und pflegerischen Maßnahmen einschließlich allfälliger Beilagen, wie Röntgenbilder, ist sicherzustellen." (Patientencharta, BGBl. I Nr. 36/2002, Abschnitt 4, Artikel 19)

Dieses Recht ist ebenso wie weitere Rechte (etwa das Recht auf Selbstbestimmung oder das Recht auf Information) in der **Vereinbarung zur Sicherstellung der Patientenrechte** BGBl. I Nr. 36/2002 idgF (das ist die sogenannte Patient*innencharta) zusammengefasst. „Die Art der Aufklärung hat der Persönlichkeitsstruktur und dem Bildungsstand der Patienten und Patientinnen angepasst und den Umständen des Falles entsprechend zu erfolgen." (Patient*innencharta, BGBl. I Nr. 36/2002, Abschnitt 4, Artikel 16) In der Patient*innencharta ist somit nicht nur die Informationsweitergabe an sich geregelt, sondern auch die Forderung, dass die Weitergabe in einer entsprechenden Form stattfindet, um aufgenommen und verstanden werden zu können.

3.3 Phasenmodell

Die Begrifflichkeiten – ebenso wie die Anzahl der einzelnen Phasen des Pflegeprozesses – weisen in den einzelnen Modellen Unterschiede auf. Deutlich sind jedoch bei allen Modellen vier Hauptkomponenten zu erkennen (wie anfangs bei Yura und Walsh 1967): **erfassen, planen, durchführen und evaluieren** (vgl. Güttler/Lehmann 2003).

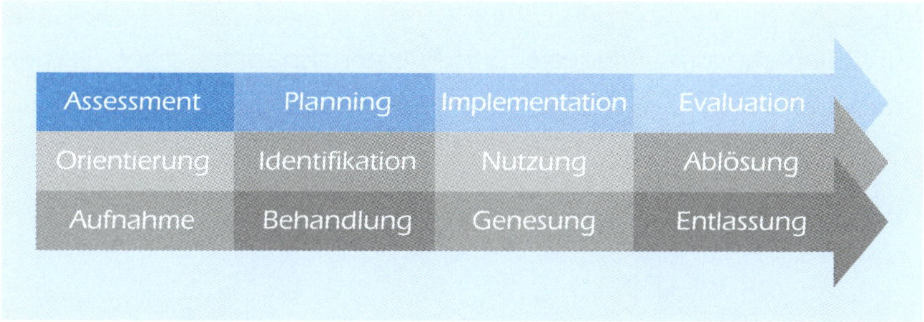

Abb. 8: Der Pflegeprozess in vier Schritten nach Yura/Walsh (1967) in Verbindung mit dem Phasenverlauf der Pflegebeziehung von Peplau

Fiechter und Meier (1981) leisteten einen großen Beitrag zur Umsetzung des Pflegeprozesses im deutschsprachigen Raum (siehe Abb. 9).

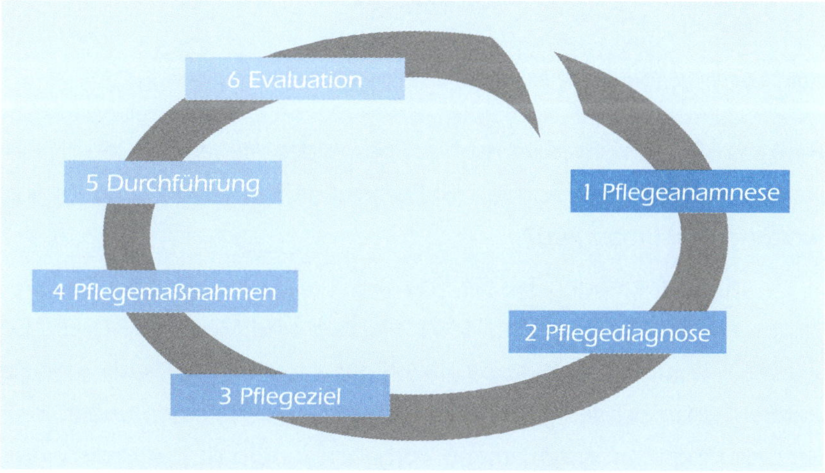

Abb. 9: Der Pflegeprozess in sechs Schritten nach Fiechter/Meier (1981)

Die unterschiedlichen Phasenmodelle unterscheiden sich lediglich in der Anzahl und Formulierung der einzelnen Phasen. In diesem Sinne beinhaltet der zweite Schritt **Planning** von Yura und Walsh die Teilschritte **Pflegediagnostik, Pflegeziel und Pflegemaßnahmen** nach Fiechter und Meier.

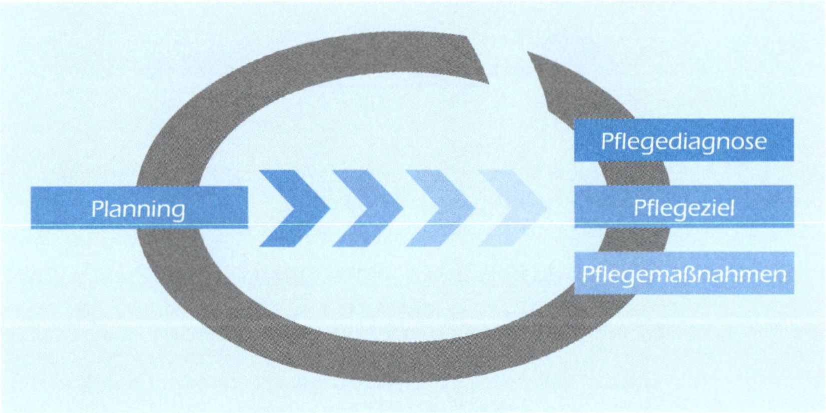

Abb. 10: Pflegediagnosen-, Pflegeziel- und Pflegeinterventionsplanung

Brobst (2007) schließlich erfasst fünf Phasen des Pflegeprozesses: (1) Einschätzung, (2) Pflegediagnose, (3) Planung, (4) Umsetzung und (5) Auswertung (vgl. Brobst 2007).

In der folgenden Tabelle sind die Phasenmodelle des Pflegeprozesses von Yura und Walsh (1997), Fiechter und Meier (1981) ebenso wie die Schrittfolge nach Brobst (1967) dargestellt. Diese Phasenmodelle unterscheiden sich lediglich in der Anzahl der Schrittfolgen und in ihrer Bezeichnung. Das systematische Vorgehen innerhalb des Beziehungs- und Problemlösungsprozesses ist in allen deutlich zu erkennen.

Tab. 2: Verschiedene Modelle des Pflegeprozesses

Modelle / Schritte	Yura & Walsh 1967	Fiechter & Meier 1981	Brobst 1997/2007
Informationssammlung	Assessment	1. Schritt	1. Schritt
Problemerfassung	Planning	2. Schritt	2. Schritt
Pflegezielformulierung		3. Schritt	
Interventionsplanung		4. Schritt	3. Schritt
Durchführung	Implementation	5. Schritt	4. Schritt
Evaluation	Evaluation	6. Schritt	5. Schritt

Gordon und Bartholomeyczik (2001) erkennen zwei Hauptkomponenten des Pflegeprozesses: Den ersten Bestandteil stellt die **(1) Problemidentifikation** dar. Sie startet mit dem **(1a) Assessment.** Anhand der erhobenen Daten werden Probleme erkannt und mittels **(1b) Pflegediagnosen** formuliert.

Den zweiten Hauptteil des Prozesses stellt die **(2) Problemlösung** dar. Sie wird in drei Schritte unterteilt: **(2a) Pflegezielbestimmung, (2b) Interventionen** und **(2c) Ergebnisbewertung.**

Die beiden Kernkomponenten des Pflegeprozesses (Problemidentifikation und Problemlösung) führen zu einer sorgfältigen, strukturierten und durchdachten Vorgehensweise in der pflegerischen Begleitung (vgl. Gordon/Bartholomeyczik 2001).

Im Rahmen des Pflegeprozesses treten die Betroffenen und die begleitenden Pflegepersonen in Interaktion:

Tab. 3: Der Pflegeprozess als interaktiver Beziehungs- und Problemlösungsprozess (vgl. Loskamp/Meyer-Rentz/Rüller 2003)

	Zu Pflegende (Bewohner*in, Patient*in, Klient*in)	Pflegepersonen
Informationssammlung	→ sucht Struktur → sucht Orientierung	→ Wahrnehmung → Beobachtung → holt Informationen ein
Phänomene erfassen (inkl. Ressourcen)	→ drückt sich verbal und nonverbal aus → lässt Einblicke in die eigene Gedankenwelt und Angehörigen zu	→ versucht Bedürfnisse und Ressourcen zu erkennen → benennt Phänomene/ Probleme
Pflegeoutcome (Pflegeziel)	→ sucht eine Zukunftsperspektive	→ sucht mit den zu Pflegenden gemeinsame Ziele → jene werden erreichbar, konkret und mit den zu Pflegenden gemeinsam formuliert
Pflegeinterventionen	→ sucht einen Weg aus der Situation → ist mit den Maßnahmen einverstanden → holt Informationen über die Interventionen ein	→ plant Interventionen personenzentriert → formuliert diese vollständig → Pflegekontinuität → erläutert die Pflegeleistungen
Durchführung	→ nutzt das System → fühlt sich sicher und hat Vertrauen in die Fachkompetenz der Pflegenden	→ lässt Informationen zukommen → führt durch, leitet an, berät und lehrt
Kontrolle der Wirksamkeit	→ gibt Auskunft über das subjektive Erleben	→ nimmt wahr → prüft die Wirksamkeit der Pflegeleistungen

Zusammenfassung

Der Pflegeprozess ist Teil der geplanten Pflege und besteht aus logischen und voneinander abhängigen Überlegungs-, Entscheidungs- und Handlungsschritten. Die Bezugspflege stellt durch die personenzentrierte Begleitung den geeigneten Rahmen für einen gelungen Pflegeprozess dar. In der pflegerischen Kernkompetenz (§14 des Gesundheits- und Krankenpflegegesetzes 1997) ist der Auftrag mit den Schritten Pflegeanamnese, Pflegediagnose, Pflegeplanung (enthält Pflegeziele und Pflegemaßnahmen), Durchführung und Pflegeevaluation festgehalten. Die Eigenverantwortlichkeit bedeutet einerseits Entscheidungsfreiheit (fachliche Weisungsfreiheit) als aktiven Wirkungsbereich und andererseits Verantwortung (Haftung) im Sinne der Pflicht. Der Pflegeprozess wird in unterschiedlichen Phasenmodellen dargestellt. So beschreiben etwa Gordon und Bartholomeyczik (2001) zwei übergeordnete Phasen: einerseits die Problemidentifikation und andererseits die Problemlösung. Die Anzahl der Phasen und deren Bezeichnungen divergieren. Der systematische Verlauf sowie das Vorgehen an sich gleichen einander.

Fragen zur Festigung des Wissens

- → Beschreiben Sie den Nutzen geplanter Pflege!
- → Erläutern Sie die Problemlösungsschritte nach Alfaro-LeFevre (1998)!
- → Beschreiben Sie unterschiedliche Organisationsformen von Pflege!
- → Zeigen Sie die historische Entwicklung des Pflegeprozesses auf!
- → Erläutern Sie die rechtlichen Voraussetzungen der Pflegedokumentation in Österreich!
- → Welches sind die unterschiedlichen Phasenmodelle? Zeigen Sie deren Unterschiede und Bedeutung auf!
- → Erläutern Sie den interaktiven Beziehungs- und Problemlösungsprozess durch das Verhalten und die Wahrnehmung der Betroffenen und der Pflegeperson!

4 Assessment

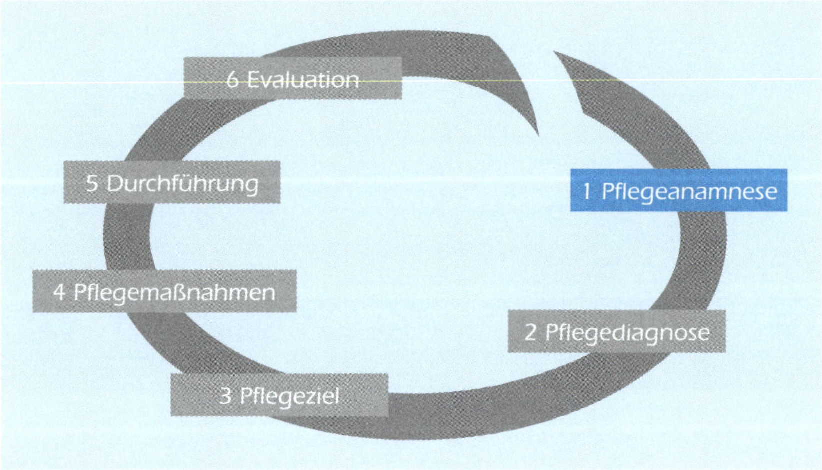

Abb. 11: Das Pflegeassessment

Das Assessment (englisch: to assess – einschätzen) dient der **Erfassung der Ist-Situation** und beginnt mit dem ersten Kontakt. Die Informationen, die die Pflegeperson erhält, bilden die Grundvoraussetzung, um Bedürfnisse und Ressourcen zu erfassen, geeignete Pflegemaßnahmen zu planen, Probleme zu benennen und gemeinsame Pflegeziele zu formulieren. **Somit ist das Assessment die Basis für alle weiteren Schritte im Pflegeprozess.**

Pflegende suchen in Pflegesituationen wichtige pflegerelevante Informationen sowohl über jene Menschen, die ihre Pflege in Anspruch nehmen, als auch über deren Umgebung.

> „Menschen sind niemals von ihrer Umgebung isoliert – sie existieren darin." (Orem 1996)

Umgebungsbedingungen beeinflussen das Leben, die Gesundheit und das Wohlbefinden von Einzelpersonen, Familien und Gemeinschaften. Die Berücksichtigung dieser Bedingungen beeinflusst die Fähigkeit der Pflegenden, professionell zu handeln. Orem (1996) hebt in diesem Zusammenhang insgesamt **zehn Bedingungsfaktoren** hervor (vgl. Orem 1997):

1. Alter
2. Geschlecht
3. Entwicklungsstand
4. Gesundheitszustand
5. Gesundheitspflegesystem
6. soziokulturelle Orientierung
7. Familiensystem
8. Lebensstrukturen
9. Umgebung
10. verfügbare Ressourcen

Der Bedingungsfaktor **Alter (1)** bezieht sich auf das aktuelle Lebensalter und die damit in Verbindung stehenden altersbezogenen Veränderungen. Das männliche oder weibliche **Geschlecht (2)** ist entscheidend, was die möglichen geschlechtsspezifischen Veränderungen betrifft. Orem zählt auch den körperlichen, kognitiven und psychosozialen

Entwicklungsstand (3) zu den bedingenden Faktoren, denn er beeinflusst die Bewältigung verschiedener Aufgaben. Die Wahrnehmung der eigenen Person wird weiters durch den **Gesundheitszustand (4)** beeinflusst. Hierbei nehmen der Lebensstil der Betroffenen und das Wissen der Pflegepersonen um die gelebten gesundheitsförderlichen Maßnahmen entscheidenden Einfluss auf die Krankheitsbewältigung bzw. Genesung.

Als weiteren bedingenden Faktor erkennt Orem das **Gesundheitspflegesystem (5)** als jenes System bzw. als die Institution, die zugänglich ist, um Gesundheit bzw. Genesung und Wohlbefinden zu unterstützen und zu koordinieren. Unter der **soziokulturellen Orientierung (6)** wird der Einflussbereich der sozialen Umgebung, d. h. der sozialen Beziehungen, der Sprache, Ausbildung, Berufstätigkeit sowie der Einflüsse durch die spirituelle Orientierung verstanden.

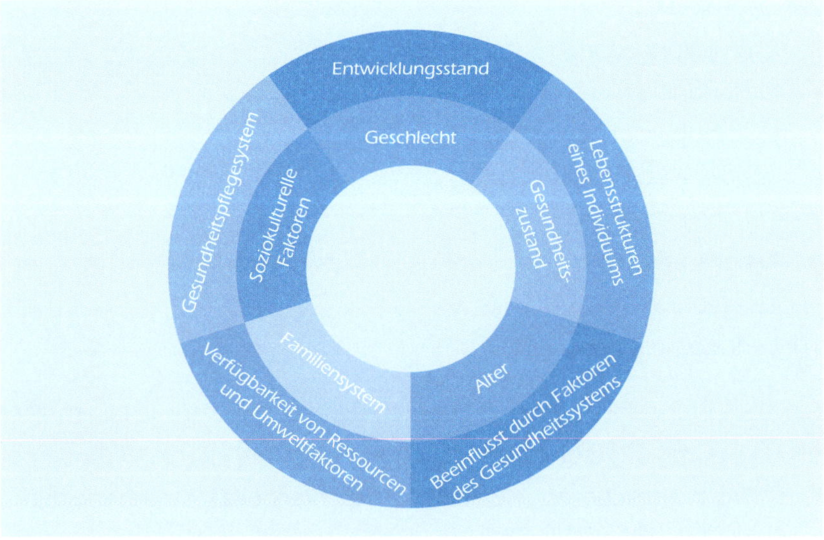

Abb. 12: Grundlegende Bedingungsfaktoren der Umgebung (vgl. Orem 1997)

Das **Familiensystem (7)** beschreibt den Einfluss des Rollenverständnisses innerhalb der Familie und der Funktionen der jeweiligen Familieneinheiten. Die **Lebensstrukturen (8)** sind Bedingungsfaktoren insofern, als sie die Selbstpflegehandlungen der Betroffenen beeinflussen und prägen. Die Lebensstrukturen definieren den persönlichen Zeitaufwand und das Zeitintervall, in dem die Selbstpflege durchgeführt wird, sowie die individuellen Prioritäten von Selbstpflegehandlungen. Die **Umgebung (9)** nimmt durch die Erreichbarkeit, die räumlichen Gegebenheiten und den Wohnort ebenso maßgeblichen Einfluss auf die Bedingungen, unter denen die Selbstpflege erfolgt. Schließlich sind die **verfügbaren Ressourcen (10)**, ihre Zugänglichkeit und mögliche Nutzung ebenso entscheidend wie die finanzielle Situation der Betroffenen (vgl. Orem 1997).

Die **Einschätzung der Bedingungsfaktoren** in der Ersterhebung der Information stellt die Grundlage für den nächsten Schritt im Pflegeprozess dar, nämlich die Problemidentifizierung (vgl. Brobst et al. 2007), von der in Kap. 5 (S. 79) die Rede sein wird. Zunächst jedoch muss die Pflegeperson in der Lage sein, die Informationsgewinnung zu strukturieren.

Phasen der Informationssammlung nach Alfaro-LeFevre:

1. **Vor dem Erstkontakt** mit den zu Pflegenden gilt es, vorweg so viele Informationen einzuholen wie möglich. Für den Erstkontakt sind Kenntnisse über Namen, Alter und Aufnahmegrund bzw. über die medizinische Diagnose zweckdienlich.
2. **Während des Erstkontaktes** werden durch Gesprächsführung und Beobachtung Informationen gesammelt.
3. **Nach der Kontaktaufnahme** können zur Vervollständigung der erhobenen Daten weitere Berufsgruppen hinzugezogen sowie die verfügbaren Ressourcen geprüft werden (vgl. Alfaro-LeFevre 1998).

Unter den **Informationsquellen** werden Primär- und Sekundärquellen unterschieden. Zu den **Primärquellen** gehören

- die Sichtweise der betroffenen Personen und
- die aufmerksamen Beobachtungen der Pflegebedürftigen durch die Pflegeperson: Diese Beobachtungen liefern zusätzliche Informationen und bieten Einblick in das Wohlbefinden, das emotionale Empfinden und auch in die körperliche Verfassung der Betroffenen.

Zu den **Sekundärquellen**, bei denen die Informationen nicht unmittelbar von der zu Pflegenden selbst stammen, gehören

- Informationen von Angehörigen, Freund*innen und Teammitgliedern sowie
- schriftliche Dokumente.

Die wertvollste Informationsquelle ist die Sichtweise der Betroffenen!

4.1 Methoden der Informationsgewinnung

Pflegeassessment ist keine unreflektierte Wahrnehmung, sondern zielgerichtete Beobachtung und Datensammlung (vgl. Reuschenbach/Mahler 2011).

Assessment beinhaltet nach Reuschenbach und Mahler (2011) mehrere **Methoden der Informationsgewinnung:**

1. das Gespräch (z. B. mit den zu Pflegenden, mit Angehörigen) (siehe Kap. 4.1.1), 2. die aufmerksame Beobachtung (mit allen Sinnen)

der zu Pflegenden (siehe Kap. 4.1.2), 3. die objektive Erfassung von Daten (Messung von Blutdruck, Puls usw.) und 4. die Einschätzung durch Skalen (Assessmentinstrumente; siehe Kap. 4.1.3).

In bestimmten Situationen können – falls vorhanden – auch Transferberichte anderer Institutionen hilfreich sein.

4.1.1 Gesprächsführung

Nach dem Erstkontakt werden von den zu begleitenden Personen Informationen erhoben. Die Pflegetheoretikerin Hildegard Peplau hat die Notwendigkeit der professionellen Gesprächsführung erkannt und unterstreicht, wie wichtig die Fähigkeit ist, zuzuhören und sich unterschiedlicher Fragetypen zu bedienen (vgl. Peplau 1991).

Peplau (1991) unterscheidet:
1. offene Fragen
2. klärende Fragen
3. erweiternde Fragen
4. hypothetische Fragen

Ad 1: **Offene Fragen** eignen sich besonders für die Informationsgewinnung. Der Gesprächspartner wird nicht eingeengt, sondern hat die Möglichkeit, das eigene Erleben bzw. die eigene Perspektive darzustellen.

Beispiel: Wie haben Sie die Veränderungen in Ihrem Körper wahrgenommen?

Ad 2: **Klärende Fragen** bieten sich im Anschluss an offene Fragestellungen an. Sie klären die Aussagen der Gesprächspartner*innen, indem sie auf einen speziellen Sachverhalt der Aussage eingehen und diese somit konkretisieren.

> **Beispiel:** Sie haben gesagt, Sie wüssten, welche Maßnahmen Ihnen das Einschlafen erleichtern. Würden Sie mir diese Maßnahmen bitte nennen?

Ad 3: **Erweiternde Fragen** dienen dazu, einen Sachverhalt, der bereits konkretisiert wurde, noch zusätzlich zu erweitern.

> **Beispiel:** Sie haben mir erzählt, dass Ihre Tochter für Sie den Einkauf der Lebensmittel erledigt. Unterstützt Sie noch jemand in Ihrem Umfeld?

Ad 4: **Hypothetische Fragen** sind Fragen, die einen Sachverhalt verdichten. Den Betroffenen werden theoretische Annahmen (Hypothesen) als Fragestellung präsentiert, um ihre Situation und Sichtweise zu erfassen.

> **Beispiel:** Sie meinen, Sie werden in der Nacht nicht einschlafen können. Wäre ein warmes Fußbad am Abend eine Möglichkeit, für Entspannung zu sorgen, damit Sie leichter einschlafen? (vgl. Peplau 1991)

Für eine gelungene Informationssammlung sind eine angenehme Atmosphäre und eine verständnisvolle Haltung der Pflegeperson notwendig.

Folgende **Maßnahmen** erweisen sich als dienlich:
- → sich auf gleiche Höhe mit den Befragten begeben
- → körperliche Zugewandtheit
- → Beachtung der Lichtverhältnisse (zu grelles Licht bzw. Gegenlicht wird unangenehm empfunden)
- → das Gegenüber mit dem Namen ansprechen
- → unterschiedliche Frageformen verwenden
- → an das Gesagte anknüpfen
- → die Gesprächspartner aussprechen lassen
- → dem Gegenüber Aufmerksamkeit schenken und es positiv durch Nicken bestärken
- → das Gesagte erfassen und nicht bewerten

(vgl. Arets/Obex/Ortmans/Wagner 1999)

Die Voraussetzung für gelungenes Zuhören vonseiten der Pflegeperson ist das Interesse an dem, was die zu begleitenden Menschen sagen. Peplau unterstreicht zusätzlich die Fähigkeit der Pflegeperson, das Verhalten sowie die Veränderungen der Gefühlslage des Gegenübers im Gesprächsverlauf wahrzunehmen.

Bevor das Anamnesegespräch stattfindet, erweist es sich als sinnvoll, die Betroffenen ankommen zu lassen. Nach Hildegard Peplau können einige strukturierende **Informationen in der Orientierungsphase** einen vertrauensvollen Beziehungsaufbau schaffen.

Zur **Orientierung im Raum** helfen Informationen über
- → die Funktion der Fernbedienung des Bettes;
- → die Zuteilung des Kastens und des Nachtkästchens;
- → die räumliche Anordnung von Toiletten, Duschanlage, Frühstücksraum/Besucherzimmer, Teebar, Buffet usw.;
- → Möglichkeiten zur Beschäftigung: Parkanlagen, Stationsbibliothek usw.

Sicherheit bieten Informationen über

- → die Bedienung der Fernsteuerung des Bettes sowie den Umgang mit der Ruftonanlage;
- → den Pflegestützpunkt;
- → das Rauchverbot (rauchfreies Krankenhaus);
- → die Gebarung von Hilfsmitteln wie Sauerstoff;
- → die Verwendung von Mobiltelefonen (gegebenenfalls Handyverbot in Spezialeinheiten);
- → Mitpatient*innen im Zimmer bzw. in den Wohneinheiten;
- → die Funktion von Fernsehanlage, Radio und Telefon;
- → den Umgang mit Wertgegenständen.

Für die **Orientierung in der Zeit:**

- → Informationen über die Tagesstruktur (Visite, Mahlzeiten, Therapien);
- → Informationen über Besuchszeiten (wenn angebracht);
- → Möglichkeiten der Gestaltung der frei verfügbaren Zeit (Parkanlage, Cafeteria usw.).

Für die **Orientierung bezüglich der Zuständigkeiten:** Erläuterungen über die Zuständigkeiten der Pflege- und der Bezugspflegeperson.

Hulskers (2001) beschreibt das **Erhalten von Informationen und die Kenntnis der Fakten als einen der wichtigsten Aspekte** in der Begleitung durch professionelle Pflegepersonen. Wissen eliminiert nicht nur die Furcht vor dem Bekannten, sondern auch die Angst vor dem Unbekannten. Dies wird vor allem erreicht durch genaue Informationen zu den Details der Behandlung, zum momentanen Zustand, zum Krankheitsverlauf oder zu einer eventuellen Operation sowie durch Erklärungen über Sachverhalte, die am Anfang unklar oder zu komplex waren. Die Betroffenen fühlen sich sicherer, wenn die Pflegenden Zeit für sie haben und ihnen mit Wertschätzung und Respekt begegnen. **Die Tatsache, dass eine Pflegeperson erreichbar ist, vermittelt allein schon Gefühle von Sicherheit.** Verbale und nonverbale Kommunikation (Berührung) vermittelt, dass die Pflegeperson sich um die Betroffenen sorgt und sich ihrer annimmt (vgl. Hulskers 2001).

Tab. 4: Akzeptanz, Empathie und Kongruenz sind wesentliche Merkmale einer gelungenen Kommunikation im Pflegeerstgespräch und in den weiteren Prozessschritten

Merkmale einer gelungenen Gesprächsführung	
Akzeptanz	Akzeptieren bedeutet **annehmen** im Sinne eines **wertschätzenden Gegenübertretens**.
Empathie	Empathisches Verhalten ist durch einfühlendes Verstehen gekennzeichnet. Dazu benötigt die Pflegeperson die Fähigkeit, die **Bedeutung der Information** zu erfassen.
Kongruenz	Kongruentes Verhalten bedeutet, dass keine Gesprächs-Fassade aufrechterhalten wird, sondern die Haltung durch Echtheit gekennzeichnet ist. Hierbei stimmen → 1. **das innere Erleben** (das Wahrgenommene, Gefühlte usw.), → 2. das Bewusstsein und → 3. die Kommunikation (das nach außen Sichtbare) überein.

(vgl. Loskamp/Meyer-Rentz/Rüller 2003)

Pflegepersonen übernehmen im Rahmen des täglichen Tuns eine Expertenrolle. Diese Gegebenheit hat eine gewisse Abhängigkeit von den Pflegepersonen zur Folge. Diese Asymmetrie kann durch eine **symmetrische Gesprächsführung** ausgeglichen werden, d. h. durch eine Kommunikationsform, welche auf **Gleichberechtigung** basiert. Gleichberechtigtes Kommunizieren wiederum ist durch das **Fehlen von Autorität** und durch das **aktive Anstreben eines Konsenses** gekennzeichnet.

Symmetrische Kommunikation basiert auf einem **angepassten Kommunikationsstil**, d. h. die Pflegeperson passt sich in Tonfall, Lautstärke, Sprachtempo, Mimik und Gestik dem Gegenüber an (vgl. Loskamp/Meyer-Rentz/Rüller 2003).

4.1.2 Beobachtung

Gezielte Beobachtung unterstützt das professionelle pflegerische Handeln. Der erste Schritt einer professionellen Beobachtung beginnt mit der **Wahrnehmung**. Sie gelingt durch den Einsatz aller vorhandenen Sinne.

- → Der **Tastsinn** unterstützt die Wahrnehmung der Hauttemperatur, ermöglicht das Pulsmessen usw.;
- → der **Gesichtssinn** ermöglicht die Wahrnehmung der Farbe von Haut und Schleimhaut, der Beweglichkeit, der Mimik usw.;
- → der **Geruchssinn** verstärkt die Wahrnehmung von veränderten Körperfunktionen der zu Pflegenden, von Wundsekreten usw.;
- → der **Gehörsinn** ist notwendig beim Blutdruckmessen, bei der Wahrnehmung von Darmgeräuschen, Atemgeräuschen usw. (vgl. Wilkinson 2011).

Bei der Beobachtung werden bestimmte **Beobachtungskriterien** (z. B. Aktivität und Bewegung, die Selbstwahrnehmung der Betroffenen usw.; siehe auch Kap. 4.2) innerhalb eines **Beobachtungszeitraumes** (z. B. während des Pflegeanamnesegesprächs) erfasst. Das Wahrgenommene wird nun mit den bereits dokumentierten Daten verglichen. Die Ergebnisse der Beobachtung werden dokumentiert und fließen in die Informationssammlung ein (vgl. Loskamp/Meyer-Rentz/Rüller 2003).

Durch das Wahrnehmen von Veränderungen beginnt ein **kreativer Prozess des Denkens.**

> Beobachtung ist eine bewusste und überlegte Form, wahrzunehmen.

Bei der Beobachtung ist Folgendes zu beachten:

1. Der Fokus liegt auf den **Stärken und Bedürfnissen** der zu Begleitenden. Bereits beim Erstkontakt sind **Körperhaltung und Gesichtsausdruck** rasch und einfach wahrzunehmen. Beim Betreten des Zimmers können die zu Begleitenden jedesmal beobachtet werden. So sind z. B. Zeichen für Unruhe und Schmerz schnell an der Körperhaltung zu erkennen.
2. Mögliche **Gefahrenpotenziale** können durch systematische und aufmerksame Beobachtung erfasst werden.
3. Ein weiterer Beobachtungsfaktor ist das Wahrnehmen von mitgebrachten **Gerätschaften und Hilfsmitteln** (wie Sauerstoff, Blasenverweilkatheter usw.).
4. Innerhalb des Zimmers kann die **Bewegung** der zu pflegenden Person im Raum sowie die **Interaktion** mit anderen Personen beobachtet werden (vgl. Wilkinson 2011; Alfaro-LeFevre 1998).

4.1.3 Assessmentinstrumente

Das Pflegeassessment ist als Mittel zur Informationssammlung und zur strukturierten Erfassung des ersten Eindrucks von den zu begleitenden Personen zu sehen. Das Assessment ist der Versuch, Bedürfnisse von zu Pflegenden zu objektivieren, zu quantifizieren und damit sichtbar zu machen. Veränderungen können im zeitlichen Verlauf erhoben und visuell dargestellt werden (vgl. Gupta 2012). Oft wird die Datenerhebung mithilfe von Formbögen vorgenommen. Zusätzlich bietet sich den professionell Pflegenden eine Vielzahl von Assessmentinstrumenten, um bei Bedarf spezifische Situationen zu erfassen.

> Assessmentinstrumente sind Skalen, die eine Einschätzung des Gegenübers rasch ermöglichen. Bestenfalls beeinflussen Assessmentinstrumente das pflegerische Handeln und verbessern die Ergebnisqualität (vgl. Reuschenbach/Mahler 2011).

Bei korrekter Verwendung sind die Ergebnisse der Ersteinschätzungen auch Argumentationshilfen und handlungsanordnend für weitere pflegerische Leistungen. Assessmentinstrumente sind Teil der geplanten Pflege und unterscheiden sich von intuitiven Wissensquellen. Sie können jedoch – auch wenn sie eine Einschätzungshilfe darstellen – der komplexen Pflegesituation nur in Ansätzen gerecht werden (vgl. Reuschenbach/Mahler 2011).

Reuschenbach und Mahler (2011) unterscheiden drei Anwendungsgebiete: (1) Instrumente, die der Erhebung des Basisassessments dienen, (2) Instrumente, welche die Darstellung von Verläufen sowie Veränderungen unterstützen und (3) Instrumente zur Messung von Pflegeoutcomes (vgl. Reuschenbach/Mahler 2011).

Im Pflegealltag wird die Ersterfassung mittels Anamneseformbögen vorgenommen. Die Anamnesebögen verstehen sich im Sinne eines Gesprächsleitfadens. Diese können in Papierform aufliegen oder ebenso in elektronischer Form.

Einige Formbögen stützen sich auf Pflegetheorien. Struktur und Begrifflichkeiten des jeweiligen Pflegemodells/der jeweiligen Pflegetheorie finden sich meist darin wieder. So erfasst ein Anamnesebogen, welcher sich an **Dorothea Orem** (1996) anlehnt, vorwiegend die **acht allgemeinen Selbstpflegebedürfnisse**: (1) Sorge für eine ausreichende Zufuhr von Luft, (2) Sorge für eine ausreichende Zufuhr von Wasser, (3) Sorge für eine ausreichende Zufuhr von Nährstoffen, (4) Vorkehrungen in Bezug auf Ausscheidungen und Exkremente, (5) Sorge für ein Gleichgewicht von Aktivität und Ruhe, (6) Sorge für ein Gleichgewicht von Alleinsein und sozialer Interaktion, (7) Vorbeugen bei Gefahren für Leben, Funktionalität und Wohlbefinden, (8) Unterstützung von Funktionalität und Entwicklung innerhalb sozialer Gruppen.

Hingegen formulieren **Roper, Logan und Tierney (1990)** dieselben Bedürfnisse als Lebensaktivitäten. Sie unterscheiden **zwölf Lebensaktivitäten**: (1) für eine sichere Umgebung sorgen, (2) kommunizieren, (3) atmen, (4) essen und trinken, (5) ausscheiden (6), sich sauber halten und kleiden, (7) die Körpertemperatur regeln, (8) sich bewegen, (9) arbeiten und spielen, (10) sich als Mann und Frau fühlen, (11) schlafen und (12) sterben (vgl. Orem 1996; Roper/Logan/Tierney 1990).

Nachfolgend wird als Assessmentinstrument eine mögliche **Grundstruktur nach Gordon (1994)** vorgestellt. Die einzelnen Fragestellungen sollen den Rahmen des Interesses ansprechen, erheben aber keinen Anspruch auf Vollständigkeit:

1. Wahrnehmung und Umgang mit der eigenen Gesundheit

→ Wie war bisher Ihr allgemeines gesundheitliches Befinden?

→ Was haben Sie unternommen, als Sie die Symptome wahrgenommen haben?

2. Ernährung und Stoffwechsel

- Bitte beschreiben Sie typische Lebensmittel, welche Sie regelmäßig zu sich nehmen.
- Nennen Sie bitte Ihre übliche Flüssigkeitsmenge, welche Sie täglich zu sich nehmen.
- Haben Sie in den letzten drei Monaten an Gewicht verloren bzw. zugelegt?
- Haben Sie einen Zahnersatz?
- Ist es Ihnen möglich, mit Ihren Zähnen die Nahrung zu zerkleinern?
- Wie würden Sie Ihr Durstgefühl bezeichnen?
- Haben Sie an Ihrer Haut Veränderungen (wie Wunden, trockene Haut, Hämatome usw.) festgestellt?

3. Ausscheidung

- Bitte beschreiben Sie mir Ihre Stuhl- bzw. Urinausscheidung. Hat sich an Konsistenz, Farbe oder Frequenz eine Veränderung ergeben?
- Verspüren Sie Schmerzen beim Ausscheiden von Urin/Stuhl?
- Können Sie Ihre Harn-/Stuhlausscheidung kontrollieren?
- Ist Ihnen eine vermehrte Schweißabsonderung aufgefallen?

4. Aktivität und Bewegung

- Haben Sie ausreichend körperliche Kraft, um Ihre Einkäufe zu erledigen?
- Welche Art von Bewegung führen Sie regelmäßig aus?

Gordon (1994) empfiehlt in diesem Muster eine Einschätzung der Selbstversorgung (essen/trinken, sich kleiden, ausscheiden, einkaufen, kochen, Mobilität im Bett usw.) anhand von Graden:

- **Grad 0:** völlig selbstständig
- **Grad I:** benötigt Hilfsmittel bzw. Hilfsvorrichtungen

- **Grad II**: benötigt Unterstützung durch mindestens eine Pflegeperson
- **Grad III**: benötigt Unterstützung durch mindestens eine Pflegeperson und zusätzliche Hilfsmittel
- **Grad IV**: ist von anderen Personen abhängig

5. Schlaf und Ruhe

- Können Sie nachts durchschlafen? Wachen Sie frühzeitig auf?
- Fühlen Sie sich nach der Nachtruhe ausgeruht?
- Legen Sie am Tag Ruhepausen ein?

6. Kognition und Perzeption

- Benutzen Sie ein Hörgerät? Können Sie das Hörgerät selbstständig einsetzen?
- Tragen Sie eine Brille? Haben Sie die Brille mitgebracht?
- Haben Sie derzeit Schmerzen?
- Haben Sie Veränderungen Ihrer Gedächtnisleistungen wahrgenommen?

7. Selbstwahrnehmung und Selbstkonzept

- Gibt es Veränderungen bezüglich Ihres Körpers?
- Gibt es derzeit Situationen, die Ihnen Sorgen bereiten?
- Hatten Sie je das Gefühl, die Hoffnung zu verlieren?
- Hatten Sie je das Gefühl, die Kontrolle über Ihr Leben zu verlieren?
- Was hat Ihnen in diesen Situationen geholfen?

8. Rollen und Beziehungen

- Leben Sie alleine?
- Leben Sie mit Ihrer Familie zusammen?
- Gibt es jemanden, der von der Versorgung durch Sie abhängig ist?
- Haben Sie enge Freunde? Fühlen Sie sich alleine?

9. Sexualität und Reproduktion

→ Verwenden Sie Verhütungsmittel? Gibt es diesbezüglich Veränderungen, die Sie wahrnehmen konnten?

→ Wann hatten Sie Ihre letzte Periode? Haben Sie Menstruationsbeschwerden?

10. Bewältigungsverhalten und Stresstoleranz

→ Gab es im letzten Jahr Veränderungen in Ihrem Leben?

→ Wer ist Ihnen die größte Hilfe? Ist dieser Mensch derzeit für Sie erreichbar?

11. Werte und Überzeugungen

→ Spielt Ihr Glaube/Ihre Religion eine wichtige Rolle in Ihrem Leben?

→ Nimmt Ihr Glaube einen Einfluss auf diesen Aufenthalt (wie Nahrungsaufnahme usw.)?

12. Ergänzendes

→ Möchten Sie noch etwas erwähnen? Haben wir über etwas, das Ihnen wichtig erscheint, noch nicht gesprochen?

→ Kann ich Ihnen noch Fragen beantworten? Gibt es noch Fragen, die offen geblieben sind? (vgl. Gordon 1994)

Obwohl sie unterschiedlich sind, ähneln die Formbögen einander in Bezug auf Struktur bzw. Wortgebung. Die Unterschiede ergeben sich, wie bereits erwähnt, durch die dem Formbogen zugrunde liegende Pflegetheorie.

> Die Anamnese im Sinne eines Erstgespräches stellt im Pflegeprozess eine Form der Groberfassung von Daten für erste Schlussfolgerungen dar (vgl. Reuschenbach/Mahler 2011).

Durch den gezielten Einsatz von Assessmentinstrumenten sowie durch weitere Gespräche mit den zu pflegenden Personen ist es in der Folge möglich, zu entsprechenden Sachverhalten weitere Daten zu erheben.

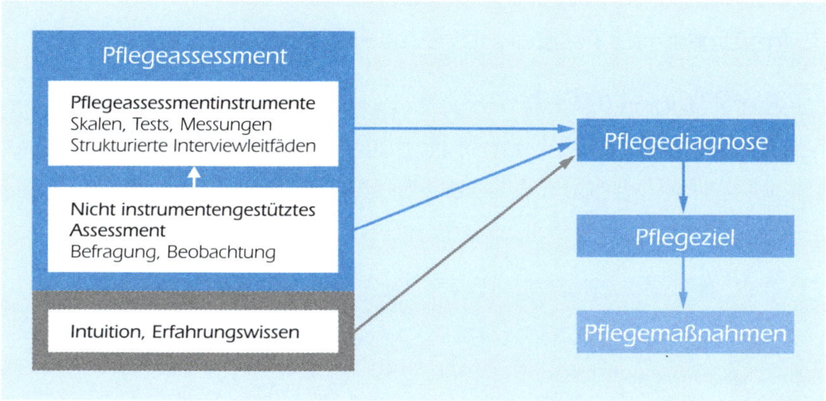

Abb. 13: Pflegeassessment (vgl. Reuschenbach/Mahler 2011)

Das Erfahrungswissen und die Intuition der Pflegeperson für sich genommen sind für eine Einschätzung zu wenig fundiert. Abbildung 13 zeigt auf, dass das intuitive Erfassen jedoch eine sinnvolle Ergänzung von instrumentengestützten und nicht instrumentengestützten Erhebungen darstellt (vgl. Reuschenbach/Mahler 2011).

> Assessmentinstrumente „(...) sind Assessmentverfahren, die für die Pflege eine Handlungsrelevanz besitzen, also durch Pflegende oder für Pflegende genutzt werden" (ebd.).

Pflegeassessmentinstrumente bieten die Möglichkeit, Pflegephänomene (z. B. Bewegungseinschränkung) oder Pflegekonzepte (z. B. Angst) in den Mittelpunkt des Interesses und der Erfassung zu stellen.

Reuschenbach und Mahler (2011) unterscheiden drei Stufen von Pflegeassessmentinstrumenten:

1. Instrumente zur Ersteinschätzung
2. Instrumente zur Messung von Veränderungen
3. Instrumente zur Feststellung des pflegerischen Outcomes

Diese drei Stufen verdeutlichen, dass eine zu Beginn erfolgende Basiserhebung der Daten mit allgemeinen Instrumenten bei Vorliegen entsprechender Hinweise durch eine vertiefende und speziellere Erhebung mit adäquaten Assessmentinstrumenten ergänzt werden kann.

Für den Einsatz von Pflegeassessmentinstrumenten sprechen folgende Faktoren:

→ Assessmentinstrumente sind ein Ausdrucksmittel professioneller Pflege;
→ Assessmentinstrumente unterstützen die klinische Entscheidungsfindung im Rahmen der Pflegediagnostik;
→ Assessmentinstrumente ermöglichen einen effektiven und sinnvollen Einsatz von Ressourcen;
→ Assessmentinstrumente lenken den Fokus und damit die Aufmerksamkeit und
→ Assessmentverfahren dienen dem Nachweis pflegerischer Entscheidungen und Handlungen (vgl. ebd.).

Eines der bekanntesten Assessmentinstrumente ist die **Norton-Skala** zur Erfassung des Dekubitusrisikos. In den 60er-Jahren des 20. Jahrhunderts wurde von Doreen Norton in England eine Studie mit älteren Menschen im Krankenhaus durchgeführt. Als Ergebnis wurden **fünf Charakteristika des Allgemeinzustandes** (körperlicher Zustand, geistiger Zustand, Aktivität, Mobilität und Inkontinenz) identifiziert. Jedes Charakteristikum erhielt 1–4 Punkte. Die Höhe der Summe aller beurteilten Charakteristika entschied über das nicht vorhandene bzw. vorhandene Dekubitusrisiko: Je höher die Summe, desto geringer das Dekubitusrisiko (vgl. ebd.). Die Norton-Skala ist in Österreich meist in einer modifizierten Form in Verwendung (z. B. adaptiert nach Bienstein et al. 1997).

Ein gut evaluiertes Assessmentinstrument zur Erfassung des Dekubitusrisikos ist die Braden-Skala. Sie bietet sich zur Beurteilung an, da die Charakteristika eindeutig und klar benannt werden. Die **Braden-Skala** wurde von Bergstrom und Braden 1985 in einem Forschungsprojekt in der stationären Langzeitpflege entwickelt (vgl. Reuschenbach/Mahler 2011).

Nach Gupta (2012) birgt der Einsatz von Assessmentinstrumenten zusätzlich zur (1) Verbesserung in der Begleitung von Betroffenen (2) Vorteile in der Kommunikation zwischen Gesundheitsprofessionist*innen. Sie (3) sind hilfreich in der Evaluierung bzw. Erfolgskontrolle, (4) stellen ein Screening der Prävalenz von Bedürfnissen und Beeinträchtigungen dar und bieten der klinischen sowie epidemiologischen Pflegeforschung Informationen (vgl. Gupta 2012).

Für die Auswahl, Konstruktion sowie Implementierung von Assessmentskalen sind Gütekriterien von großer Bedeutung. Als Gütekriterien der Assessmentinstrumente sind die **Objektivität, Reliabilität, Validität, Sensitivität und Spezifität** zu nennen. Die Objektivität ist durch die Standardisierung der Instrumente gegeben. Dennoch können durch die Anwendung bzw. Interpretation Abweichungen gegeben sein (vgl. Mayer 2019, Reuschenbach/Mahler 2011). „Reliabilität ist die Fähigkeit einer Skala, bei einer Reihe verschiedener Gelegenheiten übereinstimmende Resultate hervorzubringen." (Gupta, 2012, S. 36) Dies bedeutet, dass bei wiederholtem Einsatz der Skalen die Messung im Sinne der Zuverlässigkeit zu selben Ergebnissen führt. Die Validität gibt das Ausmaß an, indem die Skala misst, was sie vorgibt zu messen. Somit drückt die Validität des Assessmentinstrumentes die Gültigkeit einer Messung aus.

„Die Sensitivität ist ein Zeichen dafür, wie gut ein Test Personen identifiziert, bei denen der Zustand bzw. die Krankheit auch tatsächlich vorliegt." (Gupta, 2012, S. 39). Sie steht für jenen Prozentsatz gültig positiver Resultate. Dem gegenüber steht die Spezifität, mit der Aussage über den Prozentsatz gültig negativer Resultate (vgl. Gupta 2012; Reuschenbach/Mahler 2011).

4.2 Beziehungsaufbau

Der Pflegeprozess ist ein Instrument der professionellen Pflege, um Pflege mit den Betroffenen individuell, ganzheitlich und bedürfnisorientiert zu planen und durchzuführen.

> Die Schaffung einer Atmosphäre, die Pflege wirksam werden lässt, liegt im ureigensten pflegerischen Handlungsbereich (siehe pflegerische Kernkompetenz, § 14 GuKG) der Pflegenden.

Den Pflegepersonen bieten sich mehrere Möglichkeiten, die Beziehung im Rahmen des Problemlösungsprozesses zu intensivieren. Eine wertvolle Unterstützungsmöglichkeit ist das **unaufgeforderte Anbringen von Information.**

Letztlich ist es entscheidend, auch den zu Begleitenden Raum und Zeit für Fragen zur Verfügung zu stellen. Orientierung in der Institution und Struktur über den Tagesablauf verleihen das Gefühl von

Kontrolle. Die Vermittlung weiterer Informationen sowie die Möglichkeit, die Bezugspflegeperson direkt anzusprechen, schaffen eine Atmosphäre des Vertrauens und erleichtern damit die Schaffung einer gelungenen Pflegebeziehung.

Nachfolgend sind Handlungsempfehlungen für ein vertrauensvolles Erstgespräch angeführt, wobei das Ziel ist, eine angenehme Atmosphäre zu schaffen und die Intimsphäre zu wahren:

- → sich persönlich vorstellen;
- → sich Zeit nehmen;
- → auf gleicher Ebene kommunizieren;
- → den Grund des Gesprächs mitteilen;
- → die Gesprächsregeln beachten;
- → die Formulierung unterschiedlicher Fragearten beachten und diese Technik gezielt einsetzen.

Auf den nächsten Seiten finden Sie ein **Fallbeispiel (Frau Elstner)**[1]. Erheben Sie die für die Begleitung relevanten Daten und versuchen Sie sich fortlaufend an der Auflösung der einzelnen Prozessschritte.

Frau Elstner ist eine 80-jährige Frau. Sie lebt in einer Gemeindewohnung im zweiten Stock ohne Lift. Die Wohnung liegt am grünen Stadtrand von Graz. Die nächste Apotheke ist 15 Gehminuten entfernt. Der Supermarkt ist in weniger als acht Minuten Fußweg zu erreichen. Frau Elstner lebt in der Wohnung zusammen mit ihrem 78-jährigen Ehemann. Gemeinsam haben sie drei Kinder. Der älteste Sohn lebt im Ausland. Eine der beiden Töchter wohnt wenige Meter von der Wohnung der Eltern entfernt und besucht diese zweimal die Woche. Bei den Besuchen bringt sie mitunter Lebensmittel für Frau und Herrn Elstner mit. Das Ehepaar liebt die gemeinsamen Spaziergänge im Grünen, auch wenn diese nicht mehr ausgedehnt stattfinden können. Bis vor drei Wochen ging Frau Elstner diesem Hobby nach. Vor 18 Tagen ist sie auf dem Weg zur Allgemeinmedizinerin für die Kontrolle der Blutzuckereinstellung gestürzt. Beim Sturz zog sich Frau Elstner eine Verletzung des linken Knies zu. Zusätzlich schlug sie sich die vordersten zwei Zähne der Oberkieferzahnprothese aus. Durch das Abstützen während des Sturzes verletzte sie sich ihr rechtes Handlegelenk und schürfte sich ihren rechten Ellenbogen im Ausmaß von 3 × 4 cm ab. Ein Hämatom von 10 cm Breite befindet sich auf dem linken Knie bis 15 cm in den Bereich des Oberschenkels und 5 cm in den Bereich des Unterschenkels hinein. Frau Elstner wurde im Landeskrankenhaus erstversorgt.
Frau Elstner ist körperlich schwach. Durch gezielte Physiotherapie geht sie mit Unterarmgehstützen unsicher zehn Meter bis zur Toilette. Sie äußert Schmerzen im Bereich des Eingriffs und des Handgelenks.

1 Das idente Fallbeispiel findet sich zur besseren Übersicht auch am Ende des Buches.

Auflösung: Schritt 1 (Assessment)

Bedingungsfaktoren (Alter, Geschlecht, Entwicklungsstand, Gesundheitszustand, Gesundheitspflegesystem, soziokulturelle Orientierung, Familiensystem, Lebensstrukturen, Umgebung, verfügbare Ressourcen; siehe Seite 55)

- → Frau Elstner ist eine 80-jährige Frau
- → Gemeindewohnung im zweiten Stock ohne Lift in Graz
- → Die Wohnung liegt am grünen Stadtrand von Graz (für eine eventuelle Entlassung: Eine Tochter lebt in der Nähe und bringt Lebensmittel. Die nächste Apotheke liegt 15 Gehminuten entfernt. Der Supermarkt ist in weniger als acht Minuten Fußweg zu erreichen).
- → 78-jähriger Ehemann, drei Kinder
- → Hobby: Spaziergänge im Grünen
- → Blutzuckereinstellung (Diabetes)
- → körperliche Schwäche
- → Verletzungen infolge des Sturzes:
  - → Knieverletzung links
  - → zwei Zähne der Oberkieferzahnprothese ausgebrochen
  - → Verletzung am rechten Handgelenk → Schmerzen
  - → Schürfwunde am rechten Ellenbogen, 3 × 4 cm
  - → Hämatom von 10 cm Breite am linken Knie und bis 15 cm in den Bereich des Oberschenkels und 5 cm in den Bereich des Unterschenkels hinein
- → Unterarmgehstützen
- → zehn Meter gehen möglich (Bedingung: Unterarmgehstütze)

Zusammenfassung

Der Pflegeprozess beginnt ab dem Erstkontakt mit den zu begleitenden Personen. Hierbei stehen der Beziehungsaufbau sowie die Informationssammlung im Vordergrund. Eine partnerschaftliche Pflegebeziehung ist der Grundstein für eine gelungene Informationssammlung. Diese wiederum dient als Grundlage für eine individuelle und ganzheitliche Pflegeplanung.

Die Informationssammlung als Voraussetzung für die Problemerfassung, Zielformulierung und Interventionsplanung ist entscheidend.

Die Befragungen und Gespräche im Rahmen des Pflegeprozesses dienen den Betroffenen als Orientierungshilfe, bieten bzw. erhalten Sicherheit und steigern die Motivation, aktiv am Geschehen teilzunehmen.

Das Wissen um entsprechende Assessmentinstrumente und Befragungen mittels angepasster Gesprächstechnik in angenehmer Atmosphäre sind entscheidend für eine gelungene Informationssammlung.

Wächst das Vertrauen der Betroffenen, können die Pflegepersonen deren vorhandene bzw. potenzielle Probleme erkennen.

Fragen zur Festigung des Wissens

- Welches Ziel verfolgt die Pflegeanamnese?
- Wie kann es gelingen, eine angenehme Atmosphäre für das Erstgespräch zu schaffen?
- Erläutern Sie den Einsatz von Assessmentinstrumenten!
- Welche Frageformen können im Rahmen von Informationsgesprächen unterschieden werden?
- Welche Informationen dienen den Betroffenen im Rahmen des Erstgesprächs als Orientierungshilfe?

5 Problemidentifizierung

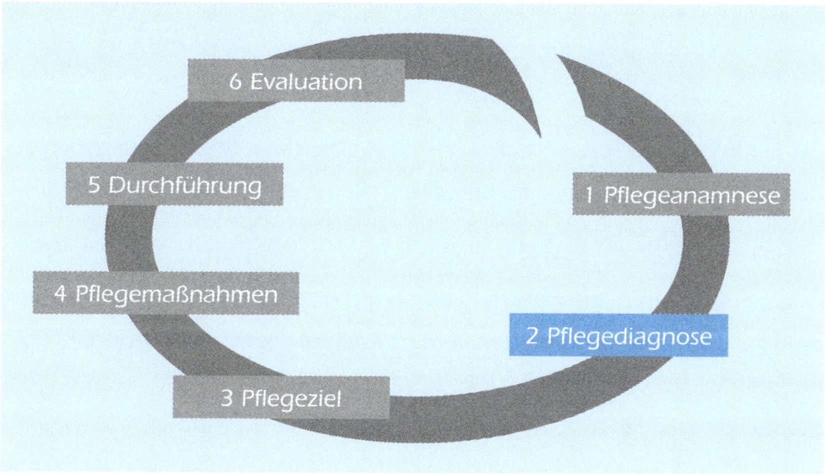

Abb. 14: Problemidentifizierung

Der Pflegeprozess als Problemlösungsprozess wird durch die Qualität des Verhaltens der agierenden Personen bestimmt. Pflegebeziehungen können sich positiv und konstruktiv oder spannungsvoll und destruktiv auswirken (vgl. Fiechter/Meier 1981).

Eine gelungene Pflegebeziehung zeichnet sich durch das Schaffen einer vertrauensvollen und angenehmen Atmosphäre aus. Dadurch wird Gefühlen der Unsicherheit vorgebaut, und Probleme können aus der Sicht der Betroffenen erkannt und besprochen werden. Als Individuum erkannt und ernstgenommen zu werden, schafft bzw. erhält Wohlbefinden (vgl. Fiechter/Meier 1981).

Nach Schrems (2008) ist die Kunst der differenzierten Unterscheidung im zweiten Schritt des Pflegeprozesses besonders wichtig. So ist es notwendig, die Kernelemente der Problemidentifizierung zu unterscheiden und sich ihrer Verschiedenheit bewusst zu sein. Diese Kernelemente sind **1. unterscheiden, 2. beurteilen und 3. erkennen.**

Ad 1: Unterscheiden: Schrems (2018) meint, dass die Veränderung (der Betroffenen) ein wahrgenommenes Phänomen ist, das es zu ordnen und zu benennen gilt.

Ad 2: Beurteilen: Den wahrgenommenen und benannten Phänomenen wird Bedeutung beigemessen, und zwar auf zwei verschiedenen Ebenen: einerseits ist die **individuelle Bedeutung** entscheidend, andererseits **die fachliche Relevanz.**

Ad 3: Erkennen: Das Ziehen von Schlüssen dient der Begründung des Handelns. Ergebnis ist die explizite Bezeichnung des Problems. Hiervon leiten sich Pflegeziel und Pflegeinterventionen ab (vgl. Schrems 2018).

Die Problemformulierung ist wie erwähnt jener Schritt des Pflegeprozesses, welcher auf der Informationssammlung aufbaut. In diesem zweiten Schritt gilt es, nicht nur die Bedürfnisse, sondern auch **die vorhandenen Ressourcen zu filtern, zu benennen und nachvollziehbar darzustellen.**

Eine Ressource ist ein Vermögen, eine Fähigkeit und/oder ein Hilfsmittel.

Drei Formen von Ressourcen können unterschieden werden:

1. Kompensatorische Ressourcen

   sind all jene Ressourcen, welche sich auf ein spezielles Problem beziehen (z. B.: nach dem Einbringen einer Endoprothese in das Knie werden für die Mobilisation vorweg Unterarmgehstützen notwendig).

2. Eigenständige Ressourcen

   sind all jene Ressourcen, die sich nicht unmittelbar auf einen bestimmten Vorfall bzw. nicht auf ein bestimmtes Problem zurückführen lassen. Sie sind Fähigkeiten, welche die Person im Hinblick auf Gesunderhaltung oder Rekonvaleszenz einsetzt (z. B.: die zu begleitende Person möchte die gesunden Anteile des Verhaltens noch weiter fördern).

3. Soziale Ressourcen

   sind all jene Ressourcen, welche sich infolge der Begleitung und Unterstützung durch Angehörige/Familie und Freunde ergeben (z. B. Personen, die den Betroffenen durch ihre Präsenz oder auch durch Unterstützung in finanziellen Belangen Halt in schwierigen Situationen bieten).

   (vgl. Loskamp/Meyer-Rentz/Rüller 2003)

Das Einbeziehen der vorhandenen Ressourcen entspricht der effektiven Nutzung vorhandener Strukturen und bietet den Betroffenen Sicherheit. Letztlich wird durch das Einbeziehen von Ressourcen die Selbstständigkeit der zu begleitenden Personen erhalten bzw. gefördert.

Nach Stefan et al. (2013) ist darauf zu achten, dass die erkannte Ressource der Lösung des formulierten Pflegeproblems dient (vgl. Stefan et al. 2013).

Im Fallbeispiel (siehe Seite 76) wird deutlich, dass Frau Elstner zehn Meter gehen kann. Die Problemformulierung kann hierbei lauten, dass Frau Elstner in ihrer Bewegung (Gehen) beeinträchtigt/eingeschränkt ist. Da sie Unterarmgehstützen als kompensatorische Ressource einsetzt, werden diese in die Pflegeplanung miteinbezogen, denn sie leisten zur Lösung des Pflegeproblems der Bewegungseinschränkung (Gehen) einen direkten Beitrag.

Die erhobenen Bedürfnisse und die erfassten Ressourcen entscheiden maßgeblich über die weiteren Prozessschritte, da sie die Zielformulierung und die Pflegeinterventionsplanung nach sich ziehen.

Wilkinson (2011) streicht weiters die Notwendigkeit heraus, **die Stärken der zu begleitenden Personen** zu erfassen und in die Pflegeplanung miteinzubeziehen. Ihre Stärken geben den Betroffenen das Gefühl, die Kontrolle über eine Situation zu haben, und befördern die Problemlösung.

Stärken umfassen z. B. Sinn für Humor, Aufgeschlossenheit Veränderungen gegenüber und die Motivation, sie durchzuführen, die Fähigkeit, den Krankheitsverlauf zu verstehen, die Fähigkeit, Halt durch Spiritualität zu erleben, die Fähigkeit, im Hinblick auf die Genesung eine hoffnungsvolle Haltung einzunehmen usw. (vgl. Wilkinson 2011).

Pflegediagnosen sind die Fortsetzung – im Sinne einer Weiterentwicklung – der Problemformulierung. Durch ihre systematische Struktur dienen sie als Kommunikationsmittel innerhalb der Profession und sichern die Pflegekontinuität. Der Ganzheitlichkeit entsprechen Pflegediagnosen, indem sie die vorhandenen Ressourcen und deren Bedingungen mit einbeziehen (vgl. Stefan et al. 2013).

5.1 Pflegediagnostik

Der Begriff „Diagnose" wird seit dem 19. Jahrhundert vor allem im Bereich der Medizin verwendet. In den vergangenen Jahrzehnten hat sich der Sinngehalt des Begriffes Diagnose jedoch wesentlich erweitert. Das Diagnostizieren wird eingesetzt, um Erkenntnisse über eine bestimmte Situation oder einen Sachverhalt zu erlangen.

„Diagnose" kommt aus dem Griechischen und bedeutet **„unterscheiden"**. Er ist ein neutraler Begriff und somit nicht einer bestimmten Berufsgruppe vorbehalten. Durch eine Diagnose soll eine **systematische, transparente, nachvollziehbare Bewertung** und Verdichtung in der sprachlichen Beschreibung stattfinden.

In der Gesundheits- und Krankenpflege werden Pflegediagnosen verwendet. Sie gehören zu den Grundlagen der Professionalisierung der Pflege und haben das Ziel, eine **gemeinsame, übereinstimmende Fachsprache** zu etablieren und somit die Dokumentation der Pflege zu vereinfachen und nachvollziehbar zu gestalten. Nach Schrems (2018) sind Pflegediagnosen mehr als die klinische Beurteilung eines Problems, sie sind Ergebnisse eines fortwährenden Interaktions- und Kommunikationsprozesses. Durch die wiederkehrende Abstimmung zwischen Pflegeperson und einer*m Betroffenen entsteht die Pflegediagnose als soziales Konstrukt (vgl. Schrems 2018).

Eine weitere Definition für den Schritt „Problemerkennung" bzw. „Pflegediagnostik" kann folgendermaßen lauten:

> Pflegediagnostik ist jener Vorgang, der vom Erkennen zum Beschließen führt (vgl. Reuschenbach/Mahler 2011).

Andere Autor*innen verstehen unter Pflegediagnostik das systematische Aufbereiten der gesammelten Informationen und Daten mit dem Ziel, Entscheidungen zu fällen und konkrete Handlungen (Pflegeinterventionen) zu setzen. Reuschenbach und Mahler (2011) bezeichnen dies als einen Informationsverarbeitungsprozess mit einem Urteil (im Sinne einer Pflegediagnose) als Resultat. Im Mittelpunkt dieser Diagnostik können einzelne Personen, Familien oder auch größere Menschengruppen (etwa in Gemeinden oder Institutionen) stehen (vgl. ebd.).

Um **1973** herum fanden die **ersten Konferenzen** zur Entwicklung und Gliederung von Pflegediagnosen statt. Zur Vereinheitlichung von Pflegeproblemen wurden Klassifikationen erarbeitet. Seit **1982** wird diese Gruppierung als **Nordamerikanische Pflegediagnosenvereinigung (NANDA)** bezeichnet; sie verfasst sogenannte Pflegediagnosen. Alle zwei Jahre werden in diesem Rahmen Konferenzen abgehalten. Hierbei arbeiten NANDA und die **American Nurses Association (ANA)** sowie weitere Verbände eng zusammen.

In den frühen **90er**-Jahren des 20. Jahrhunderts entstanden auch europäische Bestrebungen nach Pflegediagnosen/-taxonomien (z. B. ACENDIO, ICNP). In den letzten zehn Jahren hat sich hier eine große Entwicklung vollzogen. Pflegediagnosen werden als autonomer Teil der Krankenpflege anerkannt (vgl. Brobst 2007).

Tab. 5: Unterschiede zwischen Pflegediagnosen und medizinischen Diagnosen

	Pflegediagnose	Medizinische Diagnose
Begriffsdefinition	Beschreibung der individuellen menschlichen Reaktion (eines Individuums, einer Familie oder Gemeinde) auf aktuelle/potenzielle Lebensprozesse; Beschreibung des Krankheitserlebens (vgl. Gordon/Bartholomeyczik 2001)	Beschreibung einer Erkrankung oder Verletzung
Diagnoseinstrumente	(Sinnliche) Wahrnehmung, Assessmentinstrumente und Befragung (vgl. Leoni-Scheiber 2004)	Messung (Blutwerte, Vitalfunktionen usw.)
Zielsetzung	Begleitung im Lebensprozess, um Wohlbefinden zu erhalten bzw. zu erschaffen	Beseitigung der Krankheit, Heilung der Wunden bzw. Verletzungen
Prozessstruktur	Flexibel (Anpassung durch Rückversicherung bei den Betroffenen)	Linear (Erkennen der Erkrankung, Behandlung und letztlich Heilung)

Gordon und Bartholomeyczik (2001) stellen eine tiefgreifende Veränderung der Pflegepraxis im 20. Jahrhundert fest, die durch die Pflegediagnosen ausgelöst wurde. Den Fokus auf die definierten Pflegediagnosen zu richten, ist zum Kennzeichen professioneller Pflege geworden.

Kritisch anzumerken ist, dass die Trennung zwischen den medizinischen Diagnosen und den Formulierungen der Pflegediagnosen – so, wie diese Trennung in Österreich gelebt wird – künstlich ist (vgl. Gordon/ Bartholomeyczik 2001).

Der Grund dafür ist, dass medizinische Diagnosen sich von Pflegediagnosen zwar unterscheiden; dennoch sind im Rahmen einer ganzheitlichen pflegerischen Begleitung alle zu erfassenden Aspekte relevant, auch die medizinischen. Beide Bereiche, der pflegerische und der medizinische, bedingen einander, und die kategorische Trennung von Begrifflichkeiten ist künstlich herbeigeführt (vgl. Gordon/Bartholomeyczik 2001).

„Eine Pflegediagnose ist eine klinische Beurteilung (clinical judgment) einer menschlichen Reaktion auf Gesundheitszustände/Lebensprozesse oder die Vulnerabilität eines Individuums, einer Familie, Gruppe oder Gemeinschaft für diese Reaktion. Pflegediagnosen bilden die Grundlage, um Pflegeinterventionen auszuwählen, um Ereignisse zu erreichen, für die Pflegende verantwortlich sind." (NANDA 2019, S. 49)

Eine Diagnose ist die Kurzbeschreibung eines pflegerisch relevanten Aspektes des Gesundheitsverhaltens oder Gesundheitszustandes der zu betreuenden Personen. In die Pflegeplanung werden Probleme der Betroffenen unter besonderer Beachtung der **Ressourcen** bzw. **beeinflussenden (bedingenden) Faktoren** aufgenommen. Die beeinflussenden Faktoren benennen Umstände bzw. Situationen, die sich auf die Pflegeinterventionsplanung auswirken (vgl. Gordon/Bartholomeyczik 2001).

Wie die Definition zeigt, werden Pflegediagnosen als professionelle pflegerische Urteilsbildung über menschliche Reaktionen erkannt. Menschliche Reaktionen sind komplexe Prozesse und können nicht auf eine Krankheit reduziert werden (vgl. Müller-Staub 2006).

Theoretischer Ansatz (vgl. Güttler 2003/Lehmann 2003; Stefan et al. 2013):

- → Pflegediagnosen sind Ausdruck des pflegerischen Fachwissens.
- → Die gemeinsame Fachsprache hilft, wissenschaftlich fundiertes Pflegewissen zu entwickeln und zu beschreiben (Pflegewissenschaft und Pflegeforschung).
- → Die verwendete Fachsprache dient als Instrument, um Pflegeleistungen sichtbar zu machen. Sie dient weiters der Qualitätssicherung und somit der Argumentation für den zu leistenden Aufwand.
- → Pflegediagnosen sind die Grundlage für die Professionalisierung in der Pflege und stellen durch ihre Systematik die Pflegekontinuität sicher.

Müller-Staub (2006) meint, die Fähigkeit, Pflegediagnosen korrekt zu formulieren, beruhe auf drei Voraussetzungen der Pflegepersonen:

1. interpersonelle Kenntnisse
2. fachspezifische Kenntnisse
3. intellektuelle Kenntnisse

Ad 1: Interpersonelle Kenntnisse: Sie inkludieren die Fähigkeit, eine vertrauensvolle Pflegebeziehung mit den Patient*innen eingehen zu können, Fragen zu stellen, hinzuhören und Reaktionen sowie Äußerungen der Pflegebedürftigen wahrzunehmen.

Ad 2: Fachspezifische Kenntnisse: Diese konzentrieren sich auf die Anwendung und Einschätzung spezifischer Assessmentinstrumente sowie auf die daraus resultierenden Handlungen.

Ad 3: Intellektuelle Kenntnisse: Dieser Begriff meint die Fähigkeit von Pflegepersonen, in systematischen und komplexen Prozessen zu denken. Das kritische Denken stellt hierbei das Fundament einer gelungenen Pflegediagnosenformulierung dar.

Die Pflegediagnostik ist Ausdruck des täglichen Tuns der professionellen Pflegepersonen. Aufgrund der Tatsache, dass Pflegesituationen sehr komplex sind, sind für einen gelungenen Pflegeprozess jedoch auch interpersonelle, fachspezifische und intellektuelle Kenntnisse Voraussetzung (vgl. Müller-Staub 2006).

5.2 Problemformulierung

Zunächst gilt es, generelle von individuellen Problemen zu unterscheiden. **Generelle Probleme** sind solche, die **eine gewisse Anzahl von Menschen** mit ähnlicher Ausgangssituation bzw. ähnlichen Risikofaktoren betreffen. Es sind beispielsweise Probleme, die sich bei einer gewissen Gruppe von Betroffenen mit gleicher Erkrankung ergeben – etwa das erhöhte Risiko einer Infektion bei Menschen mit Immunschwäche oder die tiefgreifende Erschöpfung (Fatigue) von Menschen mit maligner oder chronischer Erkrankung.

Individuelle Probleme sind Probleme, die **nur einen bestimmten Menschen** betreffen. Die Bewältigung einer Erkrankung hängt von der persönlichen Auseinandersetzung und/oder der individuellen Bewertung dieser Krankheit ab. Bei dem einen können Gefühle von Machtlosigkeit auftreten, bei einem anderen sind diese Anzeichen möglicherweise nicht zu erkennen. Individuelle Probleme sind Probleme, die nur durch vertrauensvolle Gespräche erkannt werden können.

Jedem generellen oder individuellen Problem kann wiederum ein **aktuelles, ein verdecktes oder ein potenzielles** Problem zugrunde liegen (vgl. Loskamp/Meyer-Rentz/Rüller 2003).

Ein aktuelles Problem bezieht sich auf ein bereits vorhandenes Phänomen. Ein Beispiel für die weiterführende Pflegediagnose eines aktuellen Problems wäre z. B. die „verzögerte postoperative Regeneration".

Eine Problemformulierung, die ein potenzielles Problem erfasst, bezieht sich auf ein noch nicht eingetretenes, aber möglicherweise künftig eintretendes Phänomen. Ein Beispiel dafür ist die Pflegediagnose „Risiko einer Vereinsamung" (vgl. NANDA 2019).

Tab. 6: Überblick über die unterschiedlichen Problemarten

Problemart	Erläuterung	Beispiel
Generelle Probleme	Probleme einer gewissen Anzahl von Menschen mit ähnlicher Ausgangssituation bzw. mit ähnlichen Risikofaktoren.	Bewohner*innen eines bestimmten Bezirks weisen ähnliche Merkmale auf, z. B. Übergewicht. Mitarbeiter*innen einer bestimmten Institution weisen ähnliche Belastungsmerkmale auf.
Individuelle Probleme	Werden für einen bestimmten Menschen formuliert.	Person XY äußert Unsicherheit über den eigenen Kräfteverlust.

Aktuelle Probleme	Probleme, die **geäußerte, wahrnehmbare, beobachtbare und offenkundige Gegebenheit** aufweisen.	Vorhandensein von Einrissen in der Hautoberfläche. Furcht als Ausdruck eines unbestimmten Gefühls. Ein fortwährendes Gefühl von Erschöpfung.
Potenzielle Probleme	Beschreiben eine Situation in der **Risikofaktoren erkennbar sind, das befürchtete Ereignis jedoch nicht eingetreten ist.** Oft handelt es sich hierbei um Folgeprobleme.	Unzureichende Luft zum Einatmen mit dem Risiko, zu ersticken; Risiko von absichtlichem selbstverletzendem Verhalten.
Verdeckte Probleme	Probleme, die auf einer **professionellen Vermutung** basieren. Sie werden indirekt durch das Verhalten der Betroffenen angedeutet.	Die Pflegeperson erkennt, dass die Person XY zu wenig Energie besitzt, um die Situation zu verändern oder die Erkrankung zu bewältigen.

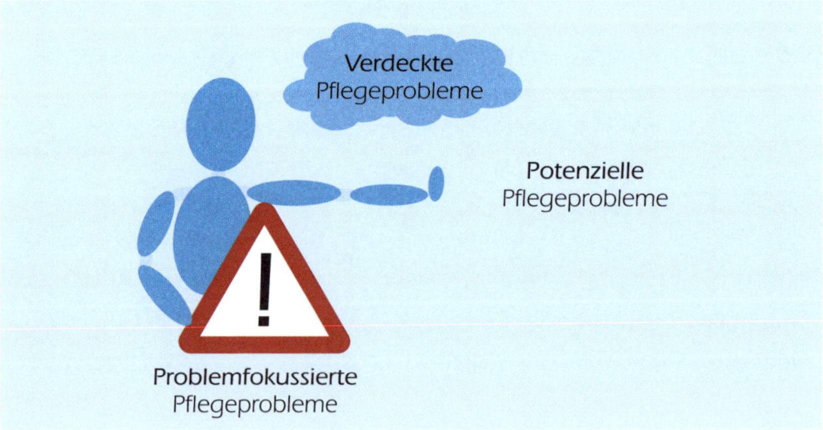

Abb. 15: Pflegeproblemformulierung (vgl. Müller-Daubig 1990)

Das Problem kann von der Pflegeperson frei formuliert werden. Als sinnvoll erweist sich jedoch die Verwendung der standardisierten und bereits überprüften Formulierungen eines Klassifikationssystems (Ordnungssystems).

Der Pflegediagnosentitel stellt hierbei **die Problemformulierung** dar; das Problem wird nur knapp – mit zwei bis drei Worten –, beschrieben (z. B. „Hautdefekt, bestehend" bzw. „Risiko einer beeinträchtigten Hautintegrität"; oder „Infektion, Risiko" bzw. „Risiko einer Infektion" usw.). Die Bezeichnung der jeweiligen Pflegediagnose variiert je nach der verwendeten Klassifikation (vgl. Gordon/Bartholomeyczik 2001; NANDA 2019; Stefan et al. 2013).

5.3 Formen von Pflegediagnosen

Um dem subjektiven Krankheitserleben, den facettenreichen Verläufen sowie der Gesundheitsförderung gerecht werden zu können, werden die Pflegediagnosen den entsprechenden Problemformulierungen zugeordnet. Fünf Formen von Pflegediagnosen können unterschieden werden:

1. Problemfokussierte Pflegediagnose (Actual Nursing Diagnosis)
2. Risikopflegediagnose (Potential [Risk] Diagnosis)
3. Pflegediagnose der Gesundheitsförderung (Wellness Diagnosis)
4. Verdachtspflegediagnose (Possible Nursing Diagnosis)
5. Syndrompflegediagnose (Syndrome Diagnosis).

(vgl. NANDA 2019; Alfaro-LeFevre 1998; Wilkinson 2010; Doenges/Moorhouse 2008)

Pflegepersonen erfassen die Pflegediagnosen individuell im Rahmen sogenannter assoziierter Bedingungen wie zum Beispiel medizinischer Diagnosen, Behandlungen, pharmazeutischer Wirkstoffe usw. Diese können von den Pflegeprofessionist*innen nicht beeinflusst werden (NANDA 2019).

Aufgrund neuer Informationen zur klinischen Entscheidungsfindung (clinical reasoning) ist das Pool der NANDA-Pflegediagnosen in einem stetigen Wandel. Im letzten Zyklus wurden 72 Pflegediagnosen überarbeitet (NANDA 2019).

Die unterschiedlichen Formen von Pflegediagnosen besitzen auch unterschiedliche Strukturen (Formate) (vgl. Gordon/Bartholomeyczik 2001). Sie werden im Folgenden näher erläutert:

Tab. 7: Ad 1): Problemfokussierte Pflegediagnose

Problemfokussierte/aktuelle Pflegediagnose	
Aktuelles Problem	3-teiliges Format
→ Problem (P) Beschreibender Titel eines Zustandes oder Prozesses eines Individuums, einer Familie oder Gemeinde → **Bestimmendes Merkmal** (Symptom oder Cluster von Symptomen) → **Beeinflussende Faktoren (Ätiologie, ursächliche Faktoren)** Die problemfokussierte Pflegediagnose basiert auf bestehenden bestimmenden Merkmalen/Symptomen und/oder Äußerungen der zu begleitenden Person. Beispiel: Frau Elstner zeigt aufgrund ihres Sturzes oberflächliche Abschürfungen am rechten Ellenbogen. Eine problemfokussierte Pflegediagnose hierzu würde lauten: „Hautschädigung" (NANDA 2016); „Gewebeintegrität, beeinträchtigt" (POP). Definition (= Pflegediagnosentitel): Ein Pflegephänomen, bei dem die Haut und/oder die darunter liegenden Gewebsschichten und/oder Schleimhäute beeinträchtigt sind (vgl. Stefan et al. 2013).	

Beispiel: Beeinträchtigte Gehfähigkeit (NANDA 2019)

Definition:

Einschränkung, sich unabhängig zu Fuß in der Umgebung zu bewegen.

Bestimmendes Merkmal:

Beeinträchtigte Fähigkeit, erforderliche Strecken zu gehen

Beeinträchtigte Fähigkeit, Treppen zu steigen

Beeinflussende Faktoren:

Sturzangst, unzureichende Muskelkraft, reduzierte Ausdauer …

Die Taxonomie bietet einen Grundstock der Beschreibung. Im Rahmen des Pflegeprozesses sind die einzelnen Diagnosen individuell anzupassen.

Lösung Fallbeispiel: Hautschädigung (NANDA 2016)

3-teiliges Format

Problem (P): Hautschädigung

Beeinflussender Faktor: Alter

Symptom (S): oberflächliche Schädigung der Haut;
Schürfwunde am rechten Ellenbogen 3 × 4 cm

Tab. 8: Ad 2) Risikopflegediagnose

Risikopflegediagnose	
Potenzielles Problem	2-teiliges Format
→ Problem (P) Beschreibender Titel eines Zustandes oder Prozesses eines Individuums, einer Familie oder Gemeinde → Risikofaktoren Die Risikopflegediagnose basiert auf einem bestimmten Risiko. Ziel der Pflege ist es, vor dem Eintreten der befürchteten ungünstigen Situation zu schützen und/oder die Risikofaktoren zu reduzieren.	
Beispiel: Bei Frau Elstner besteht aufgrund des Sturzes und der Unsicherheit beim Gehen mit den Unterarmgehstützen ein erhöhtes Risiko für einen erneuten Sturz. Risikopflegediagnose: „Risiko eines Sturzes" (NANDA); „Sturz, Risiko" (POP). Definition: „Erhöhte Anfälligkeit gegenüber Stürzen, die zu körperlichen Schäden führen und die Gesundheit beeinträchtigen könnten." (vgl. NANDA 2019). Festzuhalten ist, dass bei Risikodiagnosen kein bestimmendes Merkmal bzw. keine Symptome existieren. Beim Vorliegen von Merkmalen/Symptomen würde sich aus dem Sachverhalt eine problemfokussierte, aktuelle Pflegediagnose ergeben.	
Beispiel: Risiko eines defizitären Flüssigkeitsvolumens (NANDA 2019)	
Definition: Anfälligkeit für eine Verminderung des intravaskulären, interstitiellen und/ oder intrazellulären Flüssigkeitsvolumens, welche die Gesundheit beeinträchtigen könnte. Risikofaktoren: Hindernis beim Zugang zu Flüssigkeit, unzureichende Flüssigkeitszufuhr; unzureichendes Wissen über den Flüssigkeitsbedarf	
Die Taxonomie bietet einen Grundstock der Beschreibung. Im Rahmen des Pflegeprozesses sind die einzelnen Diagnosen individuell anzupassen.	

Lösung Fallbeispiel: Risiko eines Sturzes (NANDA 2019)

2-teiliges Format
Problem (P): Frau Elstner weist eine erhöhte Anfälligkeit für Stürze auf.
Risikofaktoren (RF): verminderte Muskelkraft (körperliche Schwäche), Unsicherheit beim Gehen.

Ad 3: **Pflegediagnosen mit gesundheitsfördernden Aspekten** basieren auf der Bereitschaft von Personen, den aktuellen Zustand zu verbessern. Inhalte von Wellnessdiagnosen sind z. B. der Lebensstil einer Person oder Personengruppe und die damit in Verbindung stehenden Aspekte wie Bewegung, Ernährung usw.

Beispiel 1: Bereitschaft für eine verbesserte Ernährung
Definition: „Verhaltensmuster der Nährstoffaufnahme, das gestärkt werden kann." (NANDA 2019)
Beispiel 2: Bereitschaft für eine verbesserte Beziehung
Definition: „Ein Muster der beiderseitigen Partnerschaft, um gegenseitige Bedürfnisse zu erfüllen, welches gestärkt werden kann." (NANDA 2019)

Ad 4: Eine **Verdachtsdiagnose** ist entweder dann zu stellen, wenn zwar Daten und Informationen vorhanden sind, aber die Einschätzung (noch) nicht gesichert ist, oder wenn sich die gesammelten Daten mit der Definition der angedachten Pflegediagnose nicht decken.

Auch die Verdachtspflegediagnose basiert auf den Formaten der problemfokussierten Pflegediagnose (3-teilig) oder der Risikopflegediagnosen (2-teilig). Ihr Kennzeichen ist das vorangestellte „Verdacht auf ..." oder „mögliche ...". In diesem Fall sind die vorhandenen Informationen in der Folge mehrfach zu überprüfen, damit eine Verdachtsdiagnose in eine problemfokussierte oder in eine Risikodiagnose übergehen kann.

Beispiele: Verdacht auf defensives Coping; Verdacht auf gestörte persönliche Identität; Verdacht auf ineffektives Stillen usw. (vgl. NANDA 2019).

Ad 5: **Syndrompflegediagnosen** sind Diagnosen mit Clusterbildungen von themenbezogenen Problemformulierungen. In diesem Sinne inkludieren Syndrompflegediagnosen eine Summe von problemfokussierten, miteinander in Verbindung stehenden, Risikodiagnosen (z. B. Chronisches Schmerzsyndrom).

Beispiel: Akutes Substanzentzug-Syndrom
Definition: „Schwere, multifaktorielle Folgeerscheinungen nach abruptem Absetzen einer abhängigkeitserzeugenden Substanz." (NANDA 2019).

Der Einsatz der Syndrompflegediagnosen im alltäglichen Tun birgt eine Herausforderung in sich, da ein Bearbeiten von Bündelungen von Diagnosen schwieriger ist, als aufgrund von einzelnen Pflegediagnosen entsprechende Pflegeinterventionen zu setzen.

Die Risikopflegediagnose und die problemfokussierte Pflegediagnose werden in der Praxis häufig verwendet. Um der ganzheitlichen Betrachtung der zu begleitenden Personen zu entsprechen, wäre der Einsatz von gesundheitsfördernden Pflegediagnosen wünschenswert. Die Verwendung von Verdachts- und Syndromdiagnosen ist kritisch reflektierenden Pflegepersonen im Rahmen des Pflegeprozesses ebenso möglich (vgl. Wilkinson 2010; Alfaro-LeFevre 1998; Doenges/Moorhouse 2008; Gordon/Bartholomeyczik 2001; NANDA 2019).

Ergänzend zu den Pflegediagnoseformaten ist das Erfassen von kompensatorischen, eigenständigen und sozialen Ressourcen sowie das Erfassen der persönlichen Stärken der zu begleitenden Personen unerlässlich.

Die folgende Tabelle zeigt, dass den unterschiedlichen Problemen die entsprechenden Arten von Pflegediagnosen zugeordnet werden:

Tab. 9: Problemart – Pflegediagnose

Problemart	Pflegediagnose
Aktuelles Problem	Problemfokussierte Pflegediagnose
Potenzielles Problem	Risikopflegediagnose
Verdecktes Problem	Verdachtsdiagnose

5.3.1 Bedeutung für das Pflegepraxisfeld

Pflegediagnosen stellen einen Bezugsrahmen für die ihnen folgenden Pflegeinterventionen dar. Sie sind im Pflegealltag eine Form von Orientierungshilfe, indem sie menschliche Reaktionen bewusst machen.

Die Erstellung der Diagnose ist der zweite Schritt im Pflegeprozess und erfolgt während des diagnostischen Prozesses. Damit wird auch die eigenverantwortliche pflegerische Kernkompetenz beschrieben und gegenüber anderen Berufsgruppen abgegrenzt. Dies bedeutet eine **Steigerung der Handlungsautonomie** (vgl. Güttler 2003; Lehmann 2003; Stefan et al. 2013; Lunney 2008).

5.3.2 Nutzen der Pflegediagnostik

Doenges und Moorhouse (2008) erkennen den Nutzen der Pflegediagnostik

- in der **professionellen Kommunikationsform**
  Pflegediagnosen unterstützen die Kommunikation innerhalb der Profession sowie die Kommunikation mit anderen Gesundheitsprofessionist*innen.
- in der **korrekten Formulierung von Zielen und Interventionen**
  Pflegediagnosen fördern eine korrekte Identifizierung und Formulierung der Pflegeziele bzw. der gewünschten Pflegeergebnisse. Korrekte Problemidentifikation und Problemformulierung führen zu einer fachkompetenten Bearbeitung der Pflegesituation. Eine professionelle Pflegediagnosenplanung schließt das subjektive Erleben der zu pflegenden Personen mit ein.
- in der Unterstützung der **Auswahl von Pflegeinterventionen**
  Pflegediagnosen ermöglichen aufgrund der Fachsprache eine nachvollziehbare, begründete Pflegeplanung und eine mündliche Informationsweitergabe. Die Auswahl der Pflegemaßnahmen erfolgt nicht allein aufgrund von Tradition, Erfahrung, Ritualen oder Intuition, sondern anhand einer standardisierten, überprüften Interventionsplanung.
- im **transparenten Pflegeangebot**
  Pflegediagnosen schaffen eine klare Identifikation und Abgrenzung des Wissensgebietes der Pflege. Das Tätigkeitsfeld der Pflege wird exakt beschrieben und durch die Pflegedokumentation belegt. Pflegediagnosen sind ein Instrument zur Objektivierung und Nachweisbarkeit der Pflegeleistungen.

→ in der **Sicherung der Pflegekontinuität**
Die Pflegesituation wird durch den Einsatz von Pflegediagnosen strukturiert, analysiert und individuell angepasst. Pflegediagnosen ermöglichen eine exakte und vereinheitlichte Pflegeplanung; dadurch erhalten die zu Betreuenden eine effektive und konstante Pflege.

Dennoch können in einer **kritischen Reflexion** einzelne Aspekte angemerkt werden:

Kritikpunkte (vgl. Güttler 2003/Lehmann 2003)
→ Zumeist ist die Flexibilität im Umgang mit Pflegediagnosen gering. Damit ist eine ganzheitliche und individuelle Pflege nicht gewährleistet.
→ Pflegediagnosen sind komplex und im Praxisfeld daher schwierig zu erfassen.
→ Die hohe Komplexität reicht dennoch nicht aus, um die facettenreichen Pflegesituationen gebührend darzustellen.

Die elektronische Erfassung von Pflegedokumentationen wirkt der individuellen und ganzheitlichen Sichtweise entgegen. Sinnvoll ist der Einsatz der elektronischen Datenverarbeitung nur, wenn die einzelnen Pflegesituationen auf die Betroffenen abgestimmt werden.

Gordon und Bartholomeyczik (2001) führen für den Einsatz der Pflegediagnostik in der Praxis folgende Argumente an:

1. Die Pflegediagnosenplanung wird von den Pflegefachkräften (gehobener Dienst für Gesundheits- und Krankenpflege) hergestellt;
2. Pflegediagnosen formulieren jene Probleme, welche durch den gezielten Einsatz von Pflegeinterventionen begleitet werden können;

3. Pflegediagnosen stellen eine Bündelung von Phänomenen im Sinne einer Problemformulierung dar;
4. die Pflegediagnosenplanung erfolgt durch den diagnostischen Prozess (vgl. Gordon/Bartholomeyczik 2001).

Der diagnostische Prozess wird in Kap. 5.5 (Seite 106) näher erläutert.

5.4 Pflegeklassifikation

> Die Klassifikation von Pflegediagnosen stellt ein Ordnungsschema dar, welches Pflegediagnosen in Gruppen und Untergruppen unterteilt (vgl. Leoni-Scheiber 2004).

Pflegeklassifikationen haben die **Systematisierung** von miteinander in Verbindung stehenden Pflegephänomenen (Pflegediagnosen) zum Ziel. Der Vorteil von Klassifikationen liegt darin, dass durch die systematische Bearbeitung und Verwendung von Fachsprache **voneinander abgrenzbare Definitionen** der Pflegediagnosen entstehen. Die Abgrenzung ist eine Hilfe für die Pflegeperson, die wahrgenommenen Phänomene zu benennen, zusammenzufassen und anschließend (in Absprache mit den zu Pflegenden) die geeignete Begleitung zu planen.

Klassifikationen werden erarbeitet, um Pflegeprobleme zu vereinheitlichen. Seit 1982 verfasst die Nordamerikanische Pflegediagnosenvereinigung (NANDA) sogenannte Pflegediagnosen. Gordon und Bartholomeyczik (2001) konstatieren eine tiefgreifende Veränderung der Pflegepraxis des 20. Jahrhunderts, die durch die Pflegediagnosen ausgelöst worden sei. Der Fokus der definierten Pflegediagnosen ist zum Kennzeichen professioneller Pflege geworden (vgl. Gordon/Bartholomeyczik 2001).

Pflegeziele bzw. Pflegeergebnisse wurden ähnlich wie Pflegediagnosen durch die NANDA mittels des Klassifikationssystems **Nursing Diagnosis Classification (NDC)** von einer Gruppe von Pflegeforscher*innen sowie Pflegeprofessionist*innen an der University of Iowa bearbeitet. Die **Nursing Outcomes Classification (NOC)** ist ein weiteres Klassifikationssystem, das 385 formulierte Pflegeergebnisse (bzw. Pflegeziele) beinhaltet. Jedes dieser formulierten Pflegeergebnisse bzw. Pflegeziele weist messbare und definierte Indikatoren auf. Die **Nursing Intervention Classification (NIC)** wiederum, das dritte Klassifikationssystem, umfasst 542 individuell und eigenständig formulierte Pflegeinterventionen. Die Pflegeinterventionsklassifikation findet ihren Einsatz in neun Sprachen (vgl. Doenges/Moorhouse 2008; Johnson et al. 2012).

Die erste Konferenz der NANDA fand 2002 in Chicago statt, um die jeweiligen Kompetenzen von NDC (Nursing Diagnosis Classification), NIC (Nursing Interventions Classification) und NOC (Nursing Outcomes Classification) zusammenzuführen. Laut Müller-Staub (2001) fassen NDC, NIC und NOC den Wissenskörper und den Verantwortungsbereich der professionellen Pflege zusammen (vgl. Müller-Staub 2001).

Die drei großen N:
NDC (Nursing Diagnosis Classification),
NOC (Nursing Outcomes Classification) und
NIC (Nursing Interventions Classification)
sind die am häufigsten verwendeten Klassifikationen in der professionellen Pflege (vgl. Doenges/Moorhouse 2008).

Nicht alle Pflegehandlungen einer Pflegeperson müssen mit einer Pflegediagnose belegt werden. Die geleistete Pflegehandlung ist im Durchführungsnachweis, im Pflegebericht oder auch in der Fieberkurve zu dokumentieren. Täglich wiederkehrende Pflegeinterventionen, die im Zusammenhang mit einer Pflegediagnose stehen, sind auch nachträglich mit Datum und Handzeichen in die Pflegeinterventionsplanung aufzunehmen.

Gordon und Bartholomeyczik (2001) halten deutlich fest, dass ein einzelnes Phänomen bzw. Symptom noch keine Pflegediagnose ist. In diesem Sinne ist beispielsweise das Vorhandensein eines peripheren Venenkatheters (PVK) keine Indikation, für die Betroffenen die Pflegediagnose Risiko einer Infektion zu stellen. Dieses einzelne Phänomen (PVK) kann natürlich im direkten Zusammenhang mit weiteren Phänomenen stehen und letztlich eine Diagnosestellung fordern (siehe diagnostischer Prozess, Kap. 5.5).

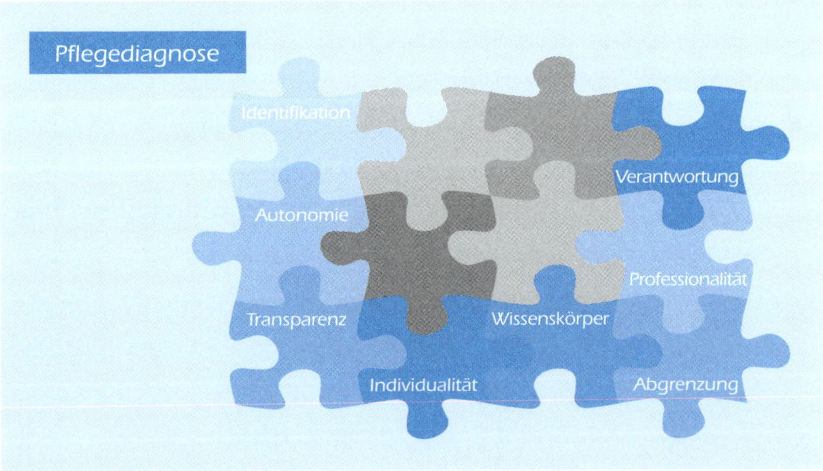

Abb. 16: Pflegediagnosen als Ausdruck professioneller Pflege (vgl. Müller-Staub 2006; Gordon/Bartholomeyczik 2001)

Entsprechend den unterschiedlichen Ausgangssituationen der zu begleitenden Menschen gilt es, die entsprechende Pflegediagnose für die Betroffenen zu finden. Grundsätzlich ist es möglich, Pflegediagnosen frei und selbstständig oder anhand eines Klassifikationssystems zu formulieren (vgl. Gordon/Bartholomeyczik 2001).

Studien zeigen, dass mit der verbindlichen Verwendung eines Klassifikationssystems im Unterschied zu frei formulierten Pflegediagnosen deutliche inhaltliche Verbesserungen erzielt werden können. **Die Implementierung von Klassifikationssystemen bietet** den professionellen Pflegepersonen **eine Sprache** und dient dazu, sich der Bedürfnisse der zu Begleitenden bewusst zu werden (vgl. Lunney 2008).

Dennoch ist die Verwendung von standardisierten Pflegediagnosen auch kritisch zu betrachten. Die vollständige Umsetzung amerikanischer Pflegediagnosen ist in Österreich durch **Unterschiede bei den gesetzlichen Rahmenbedingungen** nicht möglich: Die Handlungsfelder amerikanischer und österreichischer Pflegepersonen sind unterschiedlich definiert.

Es gibt in Europa Bestrebungen, ähnliche Gruppierungen mit der Bildung von Klassifikationen zu betrauen wie in Amerika. So beschäftigen sich Professionisten des **International Council of Nursing (ICN)** bereits mit der Entwicklung und Verbreitung von Pflegediagnosen, Pflegeergebnissen und Pflegeinterventionen. Diese Umsetzung findet sich in der **International Classification for Nursing Practice (ICNP)** und hat eine internationale und vergleichbare, professionelle Pflege zum Ziel (vgl. Budnik 2002).

Die Klassifikation der ICNP umfasst Pflegephänomene, Pflegehandlungen und Pflegergebnisse (vgl. International Council of Nursing 2003).

Die professionelle Pflege kann aber auch noch auf weitere Klassifikationen wie die Home Health Care Classification (HHCC) für die ambulante Pflege oder das Omaha-System zurückgreifen. Dennoch wird in der Pflegepraxis in Österreich je nach Standort auf die NANDA-Klassifikation oder auf die an NANDA angelehnte Praxisorientierte Pflegediagnostik (POP) zurückgegriffen.

1987 wurde die erste Klassifikation inklusive der Struktur **Taxonomie 1** veröffentlicht.

Eine Taxonomie gibt eine Struktur vor, um komplexe Informationen übersichtlich darzustellen.

Diese blieb für viele Pflegepersonen unverständlich und wurde im Rahmen der 13. NANDA-Konferenz 1998 vollständig überarbeitet. Die Struktur der **Taxonomie 2** wurde mehrachsig entworfen, um Flexibilität zu ermöglichen. Bei jeder Konferenz der NANDA werden in der Folge von Diskussionen einzelne Pflegediagnosen in den Katalog aufgenommen oder zur Überarbeitung und Prüfung aussortiert (vgl. NANDA 2019).

Die Struktur wird durch drei Unterteilungen mit geringem bis hohem Abstraktionsniveau hergestellt:

Die abstrakten Formulierungen werden als **Domänen** im Sinne von übergeordneten Bereichen bezeichnet. Die weitere Unterteilung wird als **Klasse** und die Problemformulierung letztlich als **Pflegediagnose** bezeichnet (vgl. NANDA 2019).

Die NANDA-Taxonomie 2 ordnet 244 Pflegediagnosen (Stand 2019), 47 Klassen und 13 Domänen zu (vgl. NANDA 2019).

Die Nordamerikanische Pflegediagnosenvereinigung (NANDA 2019) unterscheidet in den 13 Domänen folgende Schwerpunkte:

(1) **Gesundheitsförderung** (diese unterscheidet sich zum Beispiel in die Klassen: Klasse 1 Gesundheitsbewusstsein sowie Klasse 2 Gesundheitsmanagement), (2) **Ernährung** (Klasse 1 Nahrungsaufnahme, Klasse 2 Stoffwechsel), (3) **Ausscheidung und Austausch**, (4) **Aktivität/Ruhe**, (5) **Wahrnehmung/Kognition**, (6) **Selbstwahrnehmung** (z. B. Klasse 1 Selbstkonzept, Klasse 2 Selbstwertgefühl), (7) **Rollenbeziehungen**, (8) **Sexualität**, (9) **Coping/Stresstoleranz**, (10) **Lebensprinzipien**, (11) **Sicherheit/Schutz**, (12) **Comfort** und (13) **Wachstum/Entwicklung**.

Tab. 10: Beispielhafter Auszug aus der NANDA-Taxonomie (vgl. NANDA 2019)

Domäne	Klasse	Pflegediagnose
Domäne 1: Gesundheitsförderung	Klasse 2: Gesundheitsmanagement	Zum Beispiel: → Frailty-Syndrom im Alter → Ineffektives familiäres Gesundheitsmanagement → Ineffektiver Selbstschutz usw.
Domäne 4: Aktivität und Ruhe	Klasse 1: Schlaf/Ruhe	Zum Beispiel: → Schlafmangel → Bereitschaft für einen besseren Schlaf → Gestörtes Schlafmuster usw.
Domäne 10: Lebensprinzipien	Klasse 3: Übereinstimmung von Werten/Glauben/Handlung	Zum Beispiel: → Entscheidungskonflikt → Bereitschaft für verbesserte emanzipierte Entscheidungsfindung usw.

Die korrekte Problemidentifikation wird im folgenden Kapitel „Diagnostischer Prozess“ behandelt.

5.5 Diagnostischer Prozess

Kritisches Denken und Genauigkeit sind das Fundament, um komplexe Phänomene zu erkennen und in der Folge benennen zu können. Durch das korrekte Erfassen der Situation ist es möglich, die geeigneten Ziele zu formulieren, welche wiederum nur mit passenden Pflegeinterventionen erreicht werden können (vgl. Lunney 2008). Einige Autoren haben gerade bei der kritischen Meinungsbildung im Pflegeprozess einen hohen Schulungsbedarf bei professionellen Pflegepersonen erfasst. Die in der Pflegepraxis eingesetzte elektronische Datenerarbeitung setzt zusätzlich ein hohes Maß an Kenntnissen voraus (vgl. Müller-Staub 2006).

Der diagnostische Prozess dient dazu, Phänomene zu erkennen und in einem Konzeptbegriff zusammenzufassen. Auf das Benennen folgen die Suche nach möglichen verursachenden Faktoren und die explizite Formulierung von wahrzunehmenden Symptomen. **Die Pflegediagnose** ist letztlich **das Produkt dieses Prozesses.**

„Der diagnostische Prozess ist der Weg von der Informationssammlung (Assessment) bis zur Erstellung der Pflegediagnose" (Leoni-Scheiber 2004).

Der diagnostische Prozess wird durch die Tatsache des individuellen Krankheitserlebens, der facettenreichen Erkrankungen und der Vielzahl von Einflussfaktoren zur komplexen Herausforderung diplomierter Pflegepersonen (vgl. Müller-Staub 2006).

Im diagnostischen Prozess geht es nicht darum, rasch Urteile zu fällen, sondern darum, theoretische Annahmen (diagnostische Hypothesen) über Zusammenhänge und auslösende Faktoren zu prüfen.

Abb. 17 zeigt die Informationssammlung durch die Bündelung von Phänomenen (Hinweisen), die gesammelt und konkretisiert werden, um letztlich als Problemformulierung bzw. Pflegediagnose ihren Abschluss zu finden.

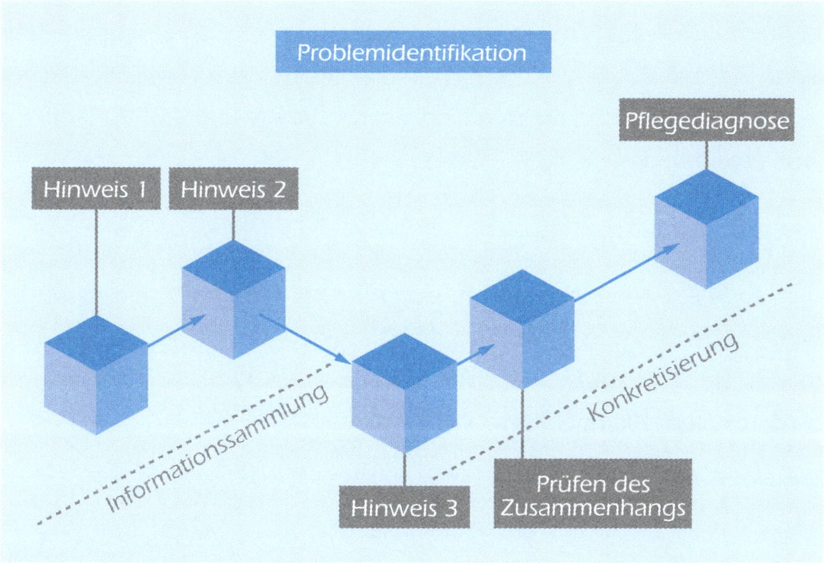

Abb. 17: Pflegerische Urteilsbildung

Kennzeichen des diagnostischen Prozesses sind die **Informationssammlung**, die Analyse der gesammelten Information, das kritische Beurteilen der Information und letztlich die Urteilsbildung. Der Weg der Diagnosefindung ist gekennzeichnet durch systematisches Denken und die Fähigkeit, logische Schlüsse zu ziehen.

Während des Prozesses werden die Informationen gebündelt (siehe Abb. 17). Diese Bündelung wird von Alfaro-LeFevre (1998) als **Clustern** bezeichnet. Die gebildeten Cluster sind den Pflegepersonen, die

Pflegediagnosen stellen, eine große Hilfe, um Zusammenhänge zu erkennen und mit einer **diagnostischen Hypothese** (theoretischen Annahme) zu versehen. „Der Sinn der Hypothesenbildung im Rahmen des Diagnoseprozesses liegt in der expliziten Reflexion von Vermutungen oder Annahmen (…). Hypothesen sind strukturierende Hilfsmittel. Das Erkennen von Mustern ist Teil des Hypothetisierens" (Schrems, 2018, S. 256). In diesem Sinne kommt der Phase des Hypothetisierens eine wesentliche Bedeutung zu. Die kritische Reflexion sichert das Eingrenzen auf wesentliche Probleme bzw. Phänomene.

In weiterer Folge werden diese theoretischen **Annahmen überprüft.** Letztlich wird die Richtigkeit des diagnostischen Prozesses mit den zu Pflegenden gemeinsam durchdacht, und im Anschluss daran wird auf der Basis der Erfahrung der Pflegepersonen eine personenzentrierte **Pflegediagnose frei oder mithilfe eines Klassifikationssystems ausformuliert** (Alfaro-LeFevre 1998; Gordon 2001; Müller-Staub 2006).

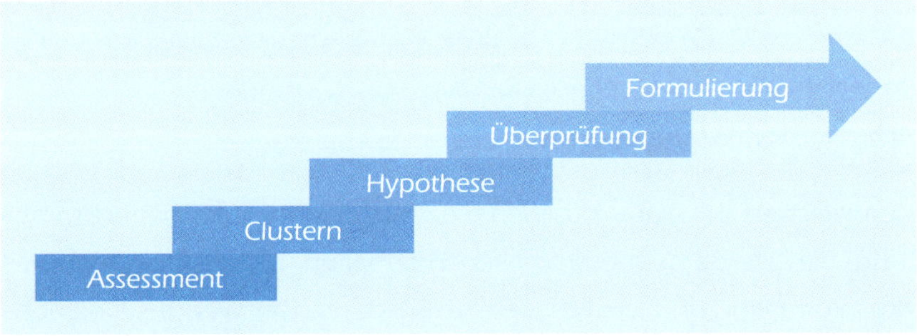

Abb. 18: Der diagnostische Prozess (Prozess im Prozess) (vgl. Doenges/Moorhouse 2008; Alfaro-Lefevre 1998)

Der diagnostische Prozess enthält das Assessment, die Analyse der gesammelten Information, eine vorläufige Urteilsbildung, deren Überprüfung und letztlich die Bestätigung der diagnostischen Beurteilung in Form einer ausformulierten Problemdarstellung (vgl. Alfaro-LeFevre 1998; Müller-Staub 2006).

Je nachdem wie sich die Pflegebeziehung, die erhaltene Information und die theoretischen Annahmen gestalten, können Pflegepersonen zu unterschiedlichen Problemformulierungen bzw. zu unterschiedlichen Pflegediagnosen kommen.

„Die Fähigkeit der Pflegenden, den klinischen Entscheidungsfindungsprozess zu gestalten, ist ihr Gut, auf das sie sich stützt, wenn sie Verantwortung für die Formulierung genauer Pflegediagnosen übernimmt." (Müller-Staub 2001)

Der diagnostische Prozess stellt im Rahmen der eigenverantwortlichen pflegerischen Kernkompetenz **hohe Ansprüche an die Pflegeperson**. Die alleinige Verantwortung liegt bei der handelnden diplomierten Pflegeperson. Professionelle Urteilsbildung und das Treffen von Entscheidungen sind für eine kreative und individuelle Pflegeplanung notwendig. Letztlich ist der diagnostische Prozess maßgeblich richtungsweisend für die Gesamtkoordination von Interventionen sowie von weiteren Berufsgruppen (vgl. Müller-Staub 2001).

Um dem subjektiven Krankheitserleben im Sinne einer individuellen und ganzheitlichen Begleitung zu entsprechen, lohnt es sich, zusätzlich zum diagnostischen Prozess das BATHE-Schema zur Erfassung der Kerninhalte des subjektiven Erlebens hinzuzuziehen.

Eine professionelle Begleitung setzt die wertfreie Sammlung der Daten voraus. Die Informationserhebung ist im Setting des Erstgesprächs, bei der Problemformulierung sowie bei Nichterreichen des Pflegezieles sinnvoll angebracht (vgl. Schrems 2018).

Schrems (2018) nennt fünf zentrale Aspekte zur Erfassung des subjektiven Erlebens anhand des BATHE-Schemas:

1. **Background:** Um der Ganzheitlichkeit zu entsprechen, müssen die Rahmenbedingungen – der sogenannte Kontext – der Betroffenen erfasst werden.
2. **Affect:** Im zweiten Aspekt wird die emotionale Reaktion der Betroffenen auf die Situation erhoben.
3. **Trouble:** Das dritte Element des Schemas bezieht sich darauf, welche Aspekte besondere Sorge hervorrufen. Die Informationen, die als Hintergrund erfasst wurden, werden auf ihre besondere Bedeutung für die Einzelnen begriffen.
4. **Handling**: Hierbei liegt der Fokus auf der begonnenen oder beeinträchtigten Bewältigung der bestehenden Situation.
5. **Empathy:** Der letzte Aspekt bringt die notwendige Voraussetzung gelungener Pflege – das Verständnis gegenüber der zu begleitenden Person – zum Ausdruck (vgl. Schrems 2008).

Doenges und Moorhouse (2008) halten fest, dass es unverzichtbar sei, die erfassten Pflegediagnosen mit der zu pflegenden Person gemeinsam auf ihre Richtigkeit zu überprüfen (vgl. Doenges/Moorhouse 2008).

Auflösung: Schritt 1 (Assessment)

Bedingungsfaktoren (Alter, Geschlecht, Entwicklungsstand, Gesundheitszustand, Gesundheitspflegesystem, soziokulturelle Orientierung, Familiensystem, Lebensstrukturen, Umgebung, verfügbare Ressourcen; siehe Seite 55)

- → Frau Elstner, eine 80-jährige Frau
- → Gemeindewohnung im zweiten Stock ohne Lift in Graz
- → Die Wohnung liegt am grünen Stadtrand von Graz (für eine eventuelle Entlastung: Eine Tochter lebt in der Nähe und bringt Lebensmittel. Die nächste Apotheke liegt 15 Gehminuten entfernt. Der Supermarkt ist in weniger als acht Minuten Fußweg zu erreichen).
- → 78-jähriger Ehemann, drei Kinder
- → Hobby: Spaziergänge im Grünen
- → Blutzuckereinstellung (Diabetes)
- → körperliche Schwäche
- → Verletzungen infolge des Sturzes:
  - → Knieverletzung links
  - → zwei Zähne der Oberkieferzahnprothese ausgebrochen
  - → Verletzung rechtes Handlegelenk → Schmerzen
  - → Schürfwunde am rechten Ellenbogen, 3 × 4 cm
  - → ein Hämatom von 10 cm Breite am linken Knie bis 15 cm in den Bereich des Oberschenkels und 5 cm in den Bereich des Unterschenkels hinein
- → Unterarmgehstützen
- → zehn Meter gehen (Bedingung: Unterarmgehstützen)

Auflösung: Schritt 2 (Phänomenerkennung, Problemidentifizierung)

Diagnostischer Prozess

1. **Assessment:** Das Assessment ist hierbei lediglich auszugsweise dargestellt, die Pflegesituationen in der Pflegepraxis sind um einiges komplexer; siehe Seite 54.
2. **Cluster**

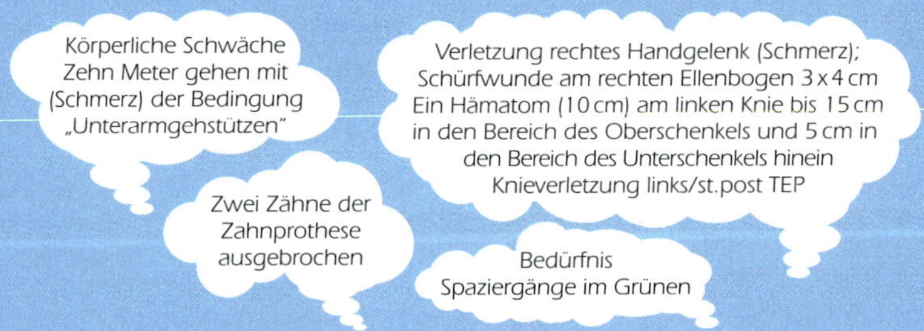

3. **Hypothese:** Frau Elstner zeigt aufgrund des Sturzes und der Unsicherheit beim Gehen mittels Unterarmgehstützen ein erhöhtes Risiko, einen erneuten Sturz zu erleiden. Oder auch: Frau Elstner zeigt aufgrund der körperlichen Schwäche eine Beeinträchtigung beim Gehen usw.
4. **Überprüfung:** mit Frau Elstner und Sichtung der Definitionen des Klassifikationsystems.
5. **Formulierung der Pflegediagnose:** Hautschädigung, Risiko eines Sturzes, beeinträchtigte Gehfähigkeit (vgl. NANDA 2019)

Zusammenfassung

Der diagnostische Prozess enthält das Assessment, die Analyse der gesammelten Information, eine vorläufige Urteilsbildung, deren Überprüfung und letztlich die Bestätigung der diagnostischen Beurteilung in Form einer ausformulierten Problemdarstellung. Im diagnostischen Prozess werden theoretische Annahmen (diagnostische Hypothesen) und Zusammenhänge sowie auslösende Faktoren geprüft. Der diagnostische Prozess stellt im Rahmen der pflegerischen Kernkompetenz hohe Ansprüche an die Pflegeperson.

Zur Vereinheitlichung von Pflegeproblemen werden Klassifikationen verwendet. Sie werden durch die Erfassung von Ressourcen und Stärken ergänzt. Das Einbeziehen der vorhandenen Ressourcen entspricht einer effektiven Nutzung vorhandener Strukturen und bietet den Betroffenen Sicherheit.

Die einzelnen Pflegediagnosen werden in 1. Problemfokussierte/aktuelle Pflegediagnosen, 2. Risikopflegediagnosen, 3. Verdachtsdiagnosen, 4. Syndromdiagnosen und 5. Pflegediagnosen mit gesundheitsfördernden Aspekten unterteilt. Die Wahl der Pflegediagnoseform hängt vom Ergebnis des diagnostischen Prozesses ab.

Fragen zur Festigung des Wissens

- → Erläutern Sie die unterschiedlichen Diagnoseformen!
- → Benennen Sie die Pflegediagnoseformate!
- → Beschreiben Sie die fünf Schritte des diagnostischen Prozesses!
- → Stellen Sie den Unterschied zwischen medizinischen und pflegerischen Diagnosen dar!
- → Benennen Sie die unterschiedlichen Möglichkeiten der Problemformulierung!
- → Erläutern Sie die Begriffe Klassifikation und Taxonomie!
- → Wie bilden sich die drei großen N?

6 Pflegezielformulierung

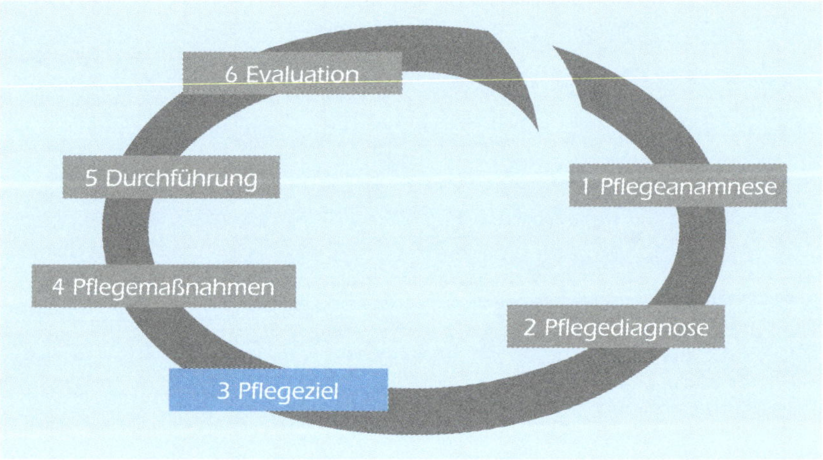

Abb. 19: Pflegezielformulierung

Im Sinne des Problemlösungsprozesses soll zu jedem formulierten Pflegeproblem ein Pflegeziel erfasst werden. Dabei wird die aktuelle Situation (Assessment = Ist-Stand) mit dem zu erreichenden Ziel (Pflegeoutcome = Soll-Stand) verglichen. Das Pflegeziel gibt die Richtung der geplanten Maßnahmen an, um eine unbefriedigende Situation zu ändern.

Ein Pflegeziel soll realistisch, erreichbar und überprüfbar sein; es wird der jeweiligen Situation der zu pflegenden Person angepasst. Pflegeziele sind Kriterien und Maßstäbe für die Effektivität der Pflege.

Pflegeziele beziehen sich nicht nur auf den physischen, sondern auch auf den psychischen Lebensbereich. **Die Formulierung von Pflegezielen erfolgt präzise, auf positive Art und Weise sowie aus Sicht der Betroffenen.** Im Rahmen der Dokumentation wird das Pflegeziel mit dem Handzeichen der Pflegeperson und dem Erstelldatum versehen. Einerseits dient dies der Nachvollziehbarkeit und andererseits bietet es die Möglichkeit, nachzufragen.

Jedes erreichte Pflegeziel wird bei neuerlicher Planung zur Ressource.

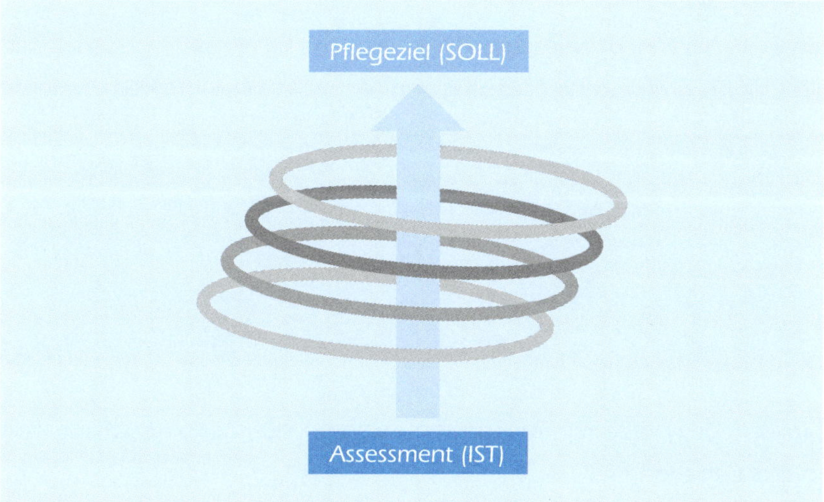

Abb. 20: Der Weg vom Ist- (Assessment) zum Soll-Stand (Zielformulierung)

Das Pflegeziel dient als Kriterium, als Maßstab, um die Wirksamkeit der geplanten Maßnahmen zu beurteilen und den Unterschied zwischen der Ausgangssituation und dem Endresultat zu messen. **Das Pflegeziel ist ein Ergebnis, das die Patient*innen/Klient*innen/Nutzer*innen/**

Bewohner*innen, das Pflegeteam und Angehörige in einem festgelegten Zeitraum erreichen wollen. Es beschreibt, welche Fortschritte und Eigenständigkeiten erreicht werden sollen (vgl. Budnik 2003).

Das Pflegeziel beschreibt ein zu erwartendes Ergebnis. Eindeutiger wird dies in der englischen Formulierung „**Pflegeoutcome**" sichtbar.

Die Pflegezielformulierung kann eine

- → Erhaltungsformulierung, z. B. **Zustandserhaltung,**
- → eine **Zustandsverbesserung** oder
- → die Formulierung einer **Bewältigung** als gewünschtes Ergebnis beinhalten.

Unabhängig vom gewünschten Pflegeergebnis kann das Pflegeziel mithilfe der SMART-Formulierung eindeutig und nachvollziehbar formuliert werden:

S: spezifisch (handlungsorientiert und präzise)
M: messbar
A: anspruchsvoll
R: relevant und realistisch (erreichbar)
T: terminiert (für die Erfolgskontrolle ist eine Zeitgrenze notwendig)

Brobst (2007) fasst die wichtigsten Faktoren der Zielformulierung wie folgt zusammen:

- → Die Zielformulierung dient als **Maßstab**, an dem die Entwicklung der zu Begleitenden gemessen wird.
- → Die Zielformulierung legt die **gewünschten Ergebnisse** fest, welche die Betroffenen und die Pflegepersonen gemeinsam anstreben.
- → Die Zielformulierung dient der **Auswahl der geeigneten Pflegeinterventionen.**

→ Die Zielformulierung **verdeutlicht** allen agierenden Berufsgruppen, weshalb die gesetzten Maßnahmen notwendig sind.
→ Ein erreichtes Ziel wird zur **Ressource** und motiviert damit die Betroffenen sowie die Pflegepersonen (vgl. Brobst 1997).

Jedes identifizierte Phänomen bzw. Problem benötigt zumindest eine **Zielformulierung.**

Es gilt, zwei Rahmenbedingungen für Zielformulierungen zu unterscheiden:

1. den **Akutbereich** und
2. den **Langzeitbereich.**

Im Akutbereich eignen sich durch den kurz gefassten Aufenthalt der Betroffenen vor allem **Nahzielformulierungen** (Zeitrahmen: höchstens drei bis vier Tage). Im Langzeitbereich eignen sich je nach Pflegephänomen sowohl Nahzielformulierungen als auch zusätzlich – durch den gestreckten Aufenthalt – **Fernzielformulierungen** (Zeitrahmen bis zu mehreren Wochen). Sinnvoll ist im Langzeitbereich eine Kombination aus Nah- und Fernzielformulierungen.

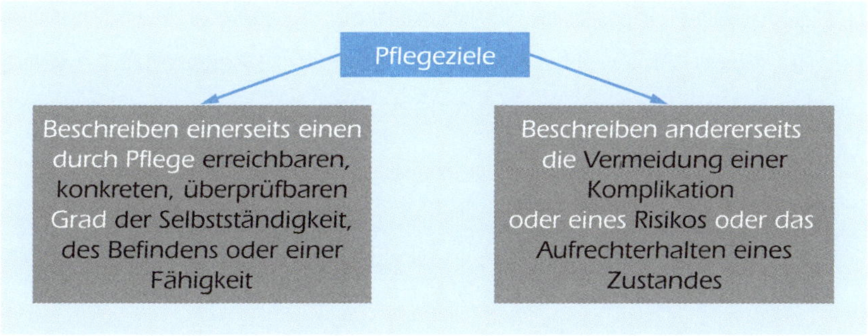

Abb. 21: Pflegeziele (vgl. Völkel/Ehmann 2011)

Die gelungene Zielformulierung enthält:

1. das wahrzunehmende Verhalten bzw. getätigte Äußerungen
2. die entsprechenden Messkriterien
3. die Bedingungen
4. den gesetzten Zeitrahmen

(vgl. Loskamp/Meyer-Rentz/Rüller 2003)

Ad 1: Das wahrzunehmende **Verhalten** beschreibt jene Aktivität bzw. jene Äußerungen, welche darauf schließen lassen, dass sich die Situation der Betroffenen positiv verändert.

Ad 2: **Messkriterien** sind jene Faktoren, welche den gewünschten Verlauf konkret abbilden (wie klein, wie schwer, wie weit, wie lange usw.).

Ad 3: **Bedingungen** (auch Hilfsmittel) stellen den Rahmen dar, innerhalb dessen das Ziel erreicht werden kann.

Ad 4: Der **Zeitrahmen** ist entscheidend, um die Erfolgskontrolle zeitlich zu benennen und gleichzeitig zu begrenzen. Eine zeitgerechte Kontrolle der Zielformulierung schafft die Möglichkeit, die Ziele abzuändern oder neu zu setzen. Als Angabe hat sich eine konkrete **Zeitgrenze** bewährt. Diese wird mit dem zu evaluierenden Datum erfasst (vgl. Loskamp/ Meyer-Rentz/Rüller 2003).

Pflegeziele sind richtungweisend für die Auswahl der Pflegemaßnahmen.

Loskamp, Meyer-Rentz und Rüller (2003) ergänzen eine gelungene Zielformulierung durch die Vorgabe, dass **Pflegeziele möglichst positiv** sowie im Sinne der Patient*innenorientierung **individuell und persönlich** formuliert werden sollen (vgl. Loskamp/Meyer-Rentz/Rüller 2003; Brobst 2007).

In der Zielformulierung ist die Vorbereitung auf die **Entlassung** der Erkrankten oft eingeschlossen. Ziel kann es mitunter sein, die Selbstpflege und Selbstständigkeit zu forcieren, um den Übergang ins eigene Zuhause zu unterstützen. Auch muss man häufig pflegende Angehörige anleiten, um etwaige Pflegeinterventionen stellvertretend umsetzen zu können.

Wilkinson (2010) stellt folgende Faktoren (models) für die Entlassungsplanung dar:

M: Methode: schriftlicher Plan
O: Offerieren von Ressourcen (Angehörige, Hilfsmittel, weitere Berufsgruppen usw.)
D: (An-)Denken neuer Wege, um die Mitarbeit der Betroffenen zu erhalten bzw. zu erweitern
E: Evaluieren des angeleiteten und gelehrten Verhaltens
L: (Rechts-)Lage: Durchführen einer vollständigen Dokumentation

Die in der Informationssammlung erhobenen Phänomene werden im diagnostischen Prozess gebündelt einer diagnostischen Hypothese unterzogen und letztlich als Pflegediagnose formuliert. Jede dieser Pflegediagnosen benötigt eine durch die Pflegeperson zu leistende geeignete Fokussierung im Pflegeziel (vgl. Wilkinson 2010).

Tab. 11: Fokussierung unterschiedlicher Pflegediagnoseformen

Ausgangs-situation	Verhalten/Äußerungen der Betroffenen	Fokus der Pflegeperson
Aktuelle Pflegediagnose	Verminderung oder Beseitigung des Problems	Beseitigung von aktuellen Problemen, Verminderung und/oder Prävention von Komplikationen
Risikopflegediagnose	(noch) keine Ausprägung	Erkennen einer Gefahr sowie Prävention, um ein mögliches Problem zu verhindern
Gesundheitsfördernde Pflegediagnose	Erreichen einer höheren Stufe von Wohlbefinden und Gesundheit; Erreichen von Kontinuität	Aufrechterhalten von Wohlbefinden und Gesundheit

Pflegeziele fokussieren bestimmte Bereiche. Im Detail können **Erhaltungsziele, Rehabilitationsziele und Bewältigungsziele** unterschieden werden. Werden **Nahziele** korrekt formuliert, ergeben sich daraus rasch und eindeutig entsprechende Pflegeinterventionen (vgl. Loskamp/Meyer-Rentz/Rüller 2003).

Loskamp, Meyer-Rentz und Rüller (2003) erkennen folgende Zielinhalte:

1. Wissen (Wissensziel)
2. Gefühl (Gefühlsziel)
3. Fertigkeit (Fertigkeitsziel)
4. Somatik (somatisches Ziel)
5. Kommunikation (kommunikatives Ziel)

Ad 1: Das **Wissen**ziel konzentriert sich auf eine Veränderung im **kognitiven Bereich**. Das Wissen um eine Situation, um einen Sachverhalt ist hier leitend.

> **Beispiel:** Herr Nebel benennt die Gefahren der Thromboseentstehung und weiß um entsprechende Maßnahmen der Thromboseprophylaxe im Alltag.

Ad 2: Ein **Gefühl**sziel spricht die **emotionale Ebene** an. Das subjektive Erleben spielt hierbei eine entscheidende Rolle.

> **Beispiel:** Frau Maske äußert ihre Befürchtungen betreffend der bevorstehenden Chemotherapie.

Ad 3: **Fertigkeit**sziele konzentrieren sich auf den **psycho-motorischen Bereich**. Ziele sind eine Fertigkeit bzw. ein bestimmtes korrektes Handeln.

> **Beispiel:** Frau Sonne kann die Colostomie mit dem entsprechenden Ablauf und mit den vorgesehenen Materialien (genaue Angabe wie einteilig, zweiteilig, Ausstreifbeutel usw.) versorgen.

Ad 4: Ein **somatisches Ziel** fokussiert das gewünschte Ergebnis im **somatischen** Bereich.

> **Beispiel:** Herr Fürst kann durch das Anbringen eines Sitzpolsters am Bett für 30 Minuten sitzen.

Ad 5: Das **kommunikative Ziel** beinhaltet Zielbeschreibungen des **sozialen Bereichs**.

Beispiel: Frau Rose sucht aktiv den Kontakt zu den anderen Mitbewohnerinnen, indem sie Gespräche aufnimmt und fortführt (vgl. Loskamp/Meyer-Rentz/Rüller 2003).

Das Pflegeziel bestimmt hiermit den Weg und auch das Ergebnis.

Auflösung: Schritt 2 (Phänomenerkennung, Problemidentifizierung)

Diagnostischer Prozess

1. **Assessment:** Das Assessment ist hierbei lediglich auszugsweise dargestellt; die Pflegesituationen in der Pflegepraxis sind um einiges komplexer (siehe Seite 54).
2. **Cluster**

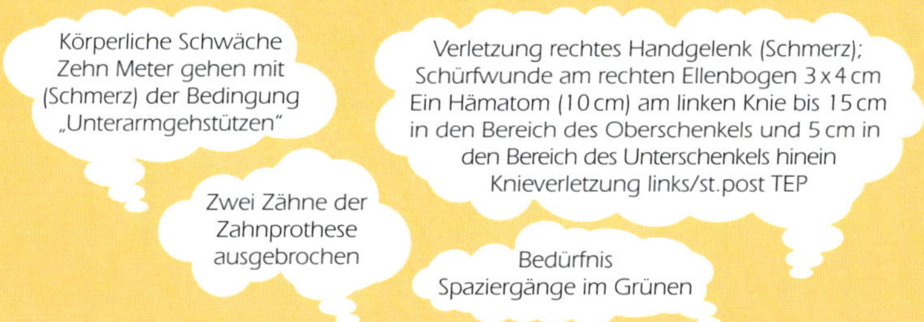

3. **Hypothese:** Frau Elstner zeigt aufgrund des Sturzes und der Unsicherheit beim Gehen mittels Unterarmgehstützen ein erhöhtes Risiko, einen erneuten Sturz zu erleiden. Oder auch: Frau Elstner zeigt aufgrund der körperlichen Schwäche eine Beeinträchtigung beim Gehen usw.

4. **Überprüfung:** mit Frau Elstner und Sichtung der Definitionen des Klassifikationsystems.
5. **Formulierung der Pflegediagnose:** Hautschädigung, Risiko eines Sturzes, beeinträchtigte Gehfähigkeit (vgl. NANDA 2019)

Auflösung: Schritt 3 (Zielformulierung)

SMART (siehe Seite 116)

Beeinträchtigte Gehfähigkeit

„Einschränkung, sich unabhängig zu Fuß in der Umgebung zu bewegen" (NANDA 2019)

Ätiologie: verminderte Kraft; Angst vor einem erneuten Sturz (mit Frau Elstner abklären)

Symptome: Frau Elstner äußert Schmerzen beim Gehen; Frau Elstner ist unsicher beim Gehen

Tab. 12: Hilfestellung zur Zielformulierung

Verhalten/ Äußerungen	Messkriterien	Bedingungen	Zeitrahmen
Gehen	15 Meter	mit Unterarmgehstützen und einer PP	innerhalb von drei Tagen

Zielformulierung (am 3. August 2017 formuliert):

„Frau Elstner kann mit Unterarmgehstützen und einer Pflegeperson sicher 15 Meter weit gehen."

Zeitgrenze: 6. August 2017

Zusammenfassung

Das Pflegeziel bestimmt den Weg und auch das gewünschte Ergebnis. Pflegeziele können übergeordnet als Erhaltungsziele, Rehabilitationsziele und Bewältigungsziele dargestellt werden. Zielformulierungen können Teilaspekte des gewünschten Ergebnisses darstellen (Nahziel) oder ein Endergebnis (Fernziel) abbilden. Im Detail sprechen Zielformulierungen einen bestimmten Bereich an. In diesem Sinne können weiters auch Wissensziele, Gefühlsziele, Fertigkeitsziele, somatische Ziele und kommunikative Ziele unterschieden werden.

Eine gelungene Zielformulierung enthält Angaben über das wahrzunehmende Verhalten bzw. über getätigte Äußerungen, die entsprechenden Messkriterien, die Bedingungen und den gesetzten Zeitrahmen. Zielformulierungen sind aussagekräftig, personenzentriert und positiv zu formulieren. Erreichte Ziele werden folglich zur Ressource. Pflegeziele beschreiben einerseits einen durch Pflege erreichbaren, konkreten, überprüfbaren Grad der Selbstständigkeit, des Befindens oder einer Fähigkeit. Andererseits beschreiben Pflegeziele die Vermeidung einer Komplikation oder eines Risikos oder das Aufrechterhalten eines Zustandes.

Fragen zur Festigung des Wissens

- → Worin besteht der Unterschied zwischen Nah- und Fernziel?
- → Welche inhaltlichen Bereiche der Zielformulierung können unterschieden werden?
- → Erläutern Sie die Formulierungshilfe SMART!
- → Ziele können auch zur Entlassungsformulierung herangezogen werden. Erläutern Sie das Vorgehen in diesem Fall!
- → Welche Inhalte hat eine gelungene Zielformulierung?

7 Pflegeinterventionsplanung

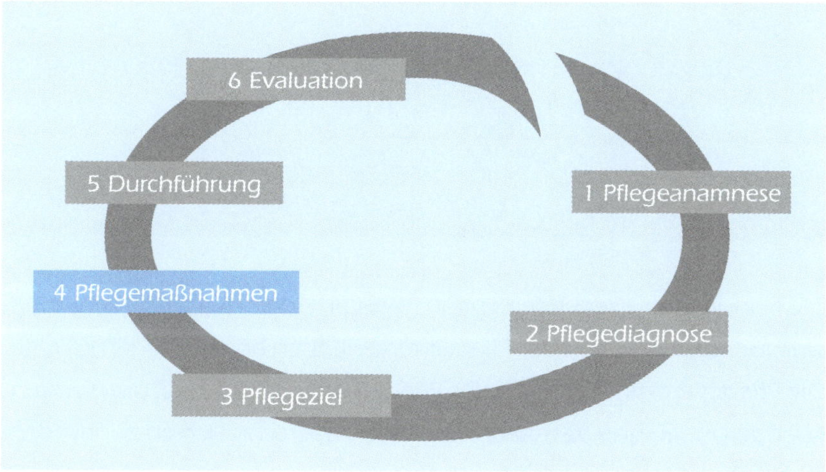

Abb. 22: Pflegemaßnahmen

In die Formulierung der Maßnahmen fließen die praktische Erfahrung und das Fachwissen der Pflegeperson mit ein. Die Planung der Pflegemaßnahmen ist eine **Handlungsanweisung bzw. Strategie für alle Pflegebeteiligten**, um das geplante Ziel (Soll-Stand) zu erreichen. Die gesetzten Pflegeinterventionen beziehen sich auf vorhandene Ressourcen der Betroffenen und auf das Unterstützungspotenzial von Familie und Freunden sowie auf die zur Verfügung stehenden finanziellen Mittel und Möglichkeiten der Institution.

Pflegeinterventionen werden entsprechend der Zielvorgabe gewählt und bei Bedarf auch kombiniert. Es gibt

- → Interventionen, welche die Betroffenen selbst durchführen können;
- → Interventionen, die mit der Pflegeperson gemeinsam durchgeführt werden;
- → Interventionen, die von der Pflegeperson im Sinne der Betroffenen durchgeführt werden;
- → Interventionen, die der Schulung und Anleitung der Betroffenen dienen;
- → Interventionen, welche von den Angehörigen zum Erwerb spezifischer Fähigkeiten und Fertigkeiten übernommen werden und/oder den zu pflegenden Angehörigen anleiten (vgl. Reimer/Fueller 1998).

Die Planung der Pflegeinterventionen gilt als Anordnung und als Grundlage für die Delegation der Pflegeinterventionen an die Pflegehilfskräfte. **Die Pflegeverordnung ist für das Pflegeteam als verbindlich zu werten.** Abänderungen sind transparent zu halten und schriftlich zu begründen. Durch dieses Vorgehen wird eine einheitliche und kontinuierliche Pflege gewährleistet (vgl. Budnik 2002).

Die einzelnen Pflegemaßnahmen werden konkret beschrieben, sodass jede Pflegeperson sie im Sinne einer Pflegekontinuität auf die gleiche Art und Weise durchführen kann. Es ist notwendig, die Handlungen klar zu beschreiben. Meist werden Pflegeinterventionen in der Abwesenheit der planenden Pflegeperson durchgeführt. Dadurch ist eine Rück- bzw. Absprache erschwert.

„Pflegemaßnahmen und -interventionen sind Handlungen, die auf die Aufrechterhaltung, Verbesserung oder Wiederherstellung des Gesundheitszustandes, der Lebensqualität oder des Wohlbefindens abzielen" (Leoni-Scheiber 2004).

Die Pflegeinterventionen sind – unter **Berücksichtigung der vorhandenen Ressourcen** der zu Begleitenden – auf die erkannten Pflegephänomene abgestimmt. Die Qualität der geleisteten Pflege hängt von der korrekten Auswahl geeigneter Pflegeinterventionen ab (siehe Abb. 23).

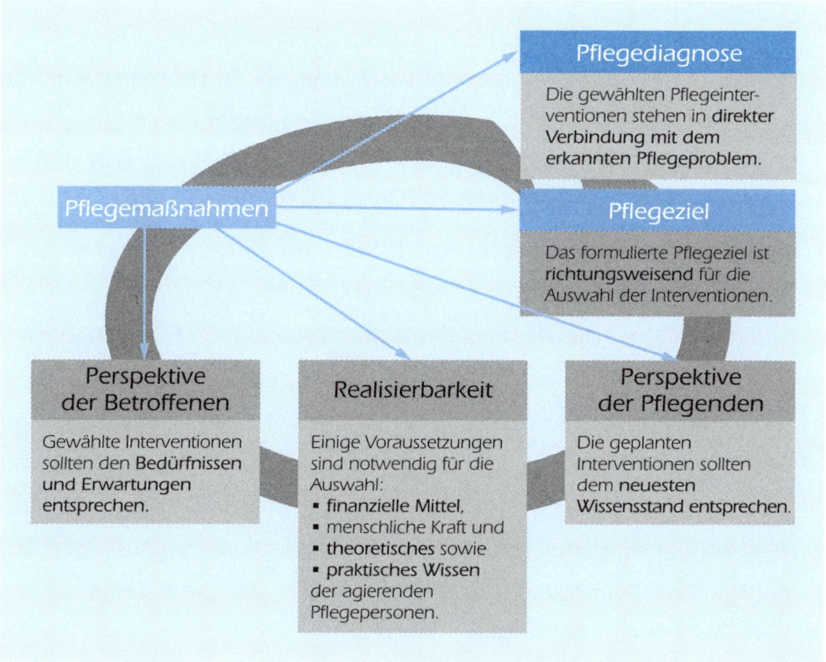

Abb. 23: Einflussfaktoren, die sich auf die Pflegeinterventionsplanung auswirken (vgl. Arets et al. 1999)

Die **Pflegeinterventionsplanung** hat nach Brobst (2007) folgende Aspekte:

- Sinnvollerweise richten sich die geplanten Maßnahmen nach **den Betroffenen.**
  Viele umgebende Faktoren nehmen Einfluss auf die Situation der zu begleitenden Menschen. Je gelungener die Pflegebeziehung, desto eher ist es der Pflegeperson möglich, entsprechende Pflegeinterventionen anzubieten.
- Die geplanten Pflegeinterventionen richten sich nach den **Fachkompetenzen der Pflegepersonen**.
  Das beruhigende Ganzkörperwaschen nach Basaler Stimulation in der Pflege® kann eine geeignete Pflegeintervention darstellen – aber nur dann, wenn die Pflegeperson diese Fachkompetenz besitzt.
- Die Pflegeinterventionen sollten in direktem **Zusammenhang mit dem Pflegephänomen** und den **geplanten Pflegezielen** stehen.
  Zur Vermeidung von Hautdefekten etwa wird es sinnvoll sein, Pflegeinterventionen zu setzen, die in direktem Zusammenhang mit der Hautdefektprophylaxe stehen: z. B. Positionswechsel alle zwei Stunden und Bewegungsplan.
- Zu beachten ist die **Sicherheit der zu begleitenden Menschen.**
  Einerseits ist es oft notwendig, für eine sichere Umgebung der Betroffenen zu sorgen, wenn diese nicht selbst dazu in der Lage sind bzw. Gefahrenquellen nicht einschätzen können. Andererseits sind professionelle Pflegepersonen dafür verantwortlich, die geplanten Interventionen sicher verrichten zu können. So ist es üblich, gewisse Verbandwechsel zu zweit durchzuführen, da auf diese Weise ein steriles Gebaren möglich wird.

- Die gesetzten Maßnahmen müssen den **Strukturen und Möglichkeiten der Institution** angepasst werden.
  Für eine gelungene Pflegeinterventionsplanung sind die Vorgaben der Institution zu beachten, um mögliche Grenzen einzuhalten. Ebenso gibt es in Institutionen verschiedene Angebote, die es bei Bedarf zu nutzen gilt. Möglicherweise gibt es auch Kooperationen mit weiteren Institutionen und/oder weitere Unterstützungsangebote wie Selbsthilfegruppen usw. (vgl. Brobst 2007).

Pflegeinterventionen sind aktive Handlungen von Pflegepersonen. Die Interventionsplanung hängt von den erfassten Pflegeproblemen ebenso ab wie von den Ressourcen. Hierbei bestimmen Art, Intensität und Umfang der Probleme die Wahl der Pflegeinterventionen (vgl. Stefan et al. 2013).

Pflegeinterventionen sollen nach Alfaro-LeFevre (1998)
- reduzierend auf bestehende Risikofaktoren einwirken;
- der Lösung oder der Kontrolle eines Problems dienen;
- der Beobachtung des Gesundheitszustands dienen;
- bei der Verrichtung der Lebensaktivitäten unterstützen (Selbstpflegeerfordernisse, Aktivitäten des täglichen Lebens usw.);
- dauerhafte Unabhängigkeit und Gesundheit begünstigen.

Was die Absprache der gesetzten Pflegeinterventionen mit den zu Betreuenden betrifft, ist anzumerken, dass die **Pflegeperson die Expertin im Rahmen ihrer Fachkompetenz** ist. Hingegen besitzt **die zu begleitende Person die Expertise des subjektiven Erlebens**. Die Pflegeperson kann Interventionen vorschlagen, welche sich zur Erreichung des Zieles anbieten. Die Betroffenen reagieren eventuell aufgrund eigener Erfahrung und können die Intervention mit bereits Gelerntem in Verbindung bringen. Die Zustimmung zu einer Pflegeintervention geht von den Betroffenen aus (vgl. Loskamp/Meyer-Rentz/Rüller 2003).

Die Vorteile der Pflegeinterventionsplanung, die gemeinsam mit Betroffenen stattfindet, liegen

- im Einverständnis der Betroffenen mit der Pflegeintervention, die durch das Gespräch erzielt wird und für aktive Teilnahme sorgt;
- darin, dass im Rahmen des Gesprächs Zeit ist, emotionale Belastungen anzusprechen;
- im gemeinsamen aktuellen Stand der Information;
- im Erkennen eines eventuell bestehenden Schulungsbedarfs und in der Durchführung dieser Schulung (vgl. Völkel/Ehmann 2011).

Die Pflegetheoretikerin **Dorothea Orem** (1997) erkennt drei mögliche Formen von Pflegesystemen. Gemeint sind hier drei Möglichkeiten der professionellen Gestaltung von Interventionen:

1. teilweise kompensatorische Pflegeinterventionen
2. vollständig kompensatorische Pflegeinterventionen
3. unterstützende (erzieherische) Pflegeinterventionen

Ad 1: Der Fokus von **teilweise kompensatorischen Pflegeinterventionen** liegt auf Pflegesituationen, in denen die Patient*innen ihren Bedürfnissen mittels Selbstpflege nicht vollständig gerecht werden können. Hier werden einzelne Pflegehandlungen von den begleitenden Pflegepersonen übernommen. Je nach Kompetenz und Vermögen der zu Pflegenden variiert die Aufteilung der Durchführung.

Ad 2: **Vollständig kompensatorische Pflegeinterventionen** werden von Pflegepersonen in Situationen gesetzt, wo zu Pflegende die eigenen Selbstpflegebedürfnisse nicht erfüllen können. Orem (1997) unterscheidet drei Untergruppen der vollständig kompensatorischen Pflegeinterventionen:

(a) Interventionen bei Menschen, die nicht in der Lage sind, Handlungen durchzuführen, die auch ihre Bewegung nicht kontrollieren können und die Umgebung verändert wahrnehmen, z.B. Menschen ohne Bewusstsein;

(b) vollständig kompensatorische Pflegeinterventionen bei Menschen mit Bewusstsein, wo diese Interventionen ebenfalls angebracht sind, wenn die Betreffenden die Handlungen nicht ausüben können oder sollen;

(c) vollständig kompensatorische Pflegeinterventionen bei Menschen, für welche die Pflegepersonen Entscheidungen über Handlungen übernehmen müssen, wenn diese Menschen dazu nicht selbst in der Lage sind.

Ad 3: **Unterstützende (erzieherische) Pflegeinterventionen** sind bei der Begleitung jener Menschen angebracht, die ihre Selbstpflege ohne Unterstützung nicht bewältigen können und Anleitung und Informationen benötigen. Unterstützende Pflegeinterventionen stellen eine professionelle Entscheidungsfindung sicher. Die agierenden Pflegepersonen schaffen ein Umfeld, welches eine positive Entwicklung ermöglicht. Die Vermittlung von Fähigkeiten und Fertigkeiten stellt diese Entfaltung sicher (vgl. Orem 1997).

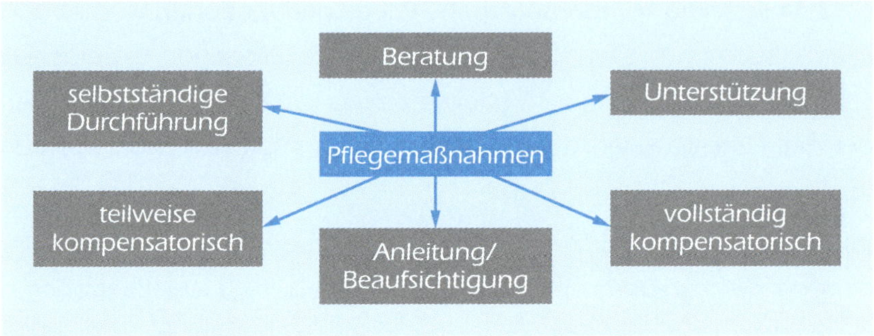

Abb. 24: Planung der Pflegemaßnahmen (vgl. Völkel/Ehmann 2011)

Alfaro-LeFevre (1998) arbeitet folgende Elemente der unterstützenden (erzieherischen) Pflegeintervention heraus:

1. Teaching (Lehren)
2. Counseling (Anleiten)
3. Consulting (Beraten)

Ad 1: Das **Teaching (Lehren)** vermehrt beim Gegenüber das Wissen über einen Sachverhalt. Die Lehrende ist die Pflegeperson; sie übernimmt den aktiven Part der Wissensvermittlung.

Ad 2: **Counseling (Anleiten)** bedeutet, der zu begleitenden Person notwendige Änderungen aufzuzeigen und die Betroffenen anzuleiten, Auswege zu finden und ihr Wissen über bestimmte Sachverhalte zu vermehren. Im Anleiten finden sich Teilaspekte des Lehrens wieder.

Ad 3: **Consulting (Beraten)** ist eine Form, Möglichkeiten aufzuzeigen, um einen Ausweg aus der bestehenden Situation zu finden (vgl. Alfaro-LeFevre 1998).

Es gilt, die **geplanten Interventionen so präzise** wie möglich auszuformulieren, um **Pflegekontinuität** zu gewährleisten.

Als Formulierungshilfe für Pflegeinterventionen dienen die folgenden Betrachtungsweisen:

- → Wer?
- → Was?
- → Wo?
- → Wie?
- → Wann?
- → Wie oft?
- → Wie lange?

Wer? Dieser Betrachtungsaspekt bezieht sich auf die **agierenden Personen** im Pflegeprozess. Die ausführende Person kann die Pflegeperson, die zu begleitende Person oder deren Angehöriger sein. Zu klären gilt es z. B. ebenso, wie viele Pflegepersonen die betreffende Tätigkeit ausüben sollen. So kann es sinnvoll sein, eine Erstmobilisation nach einer langen Operation durch zwei Pflegepersonen durchführen zu lassen.

Was? Das „Was?" ist zu klären, damit die agierenden Personen wissen, was zu tun ist. Hier gilt es, die geplante Tätigkeit in der Fachsprache auszuformulieren, um Fehlerquellen zu verhindern bzw. zu vermeiden. Zu klären ist, ob es sich bei der Intervention um eine **Erinnerung,** eine **Schulung,** eine **Anleitung** oder um **die Übernahme der geplanten Tätigkeit handelt.**

Wo? Ein weiterer Betrachtungsaspekt ist der **Ort**, an dem die Pflegeintervention stattfindet. So kann ein Verbandswechsel im Bett oder im Untersuchungszimmer durchgeführt werden.

Wie? Die Art und Weise einer geplanten Tätigkeit kann auch durch Pflegestandards ausformuliert werden. In diesem Falle ist es notwendig, diesen Standard mit der entsprechenden Abkürzung zu versehen. Im Umgang mit Pflegestandards ist es notwendig, dass dieser allen agierenden Pflegepersonen zugänglich ist und beachtet wird.

Wann? Hierbei handelt es sich um eine **Zeitangabe**, die der **Orientierung im Tagesablauf** dienen soll. So ist es möglich, einen Verband nach der Visite zu wechseln oder eine Teilkörperwaschung nach dem Frühstück zu tätigen. Auf Wunsch der Betroffenen könnte die Ganzkörperwaschung am Abend durchgeführt werden.

Wie oft? Das „Wie oft?" klärt die **Häufigkeit der Ausführung** einer geplanten Pflegeintervention. So ist es möglich, einen Verband einmal, zweimal oder mehrmals täglich zu wechseln.

Wie lange? Hierbei werden **Dauer und Intensität** von geplanten Pflegeinterventionen geklärt, d. h. es gilt festzulegen, wie lange die betreffende Pflegetätigkeit andauert. Zum Beispiel: Es ist geplant, dass die*der Patient*in am Vormittag für 30 Minuten im Lehnstuhl sitzt. Im Anschluss daran kann eine einstündige Pause erfolgen. Hiermit sind die Zeitintervalle präzise geklärt und für die Betroffenen wird ein kontinuierlicher Umgang mit aktiven Phasen und Ruhepausen sichergestellt.

Die Durchführung der geplanten Maßnahmen **ist verpflichtend. Abänderungen** in der Durchführung der ausformulierten Pflegeinterventionen **sind im Pflegebericht offenzulegen** und bei dauerhaften Veränderungen der Ist-Situation der zu begleitenden Menschen an die Pflegeplanung **anzupassen.**

> Die Pflegeinterventionsplanung ist das Bindeglied zwischen der Zielformulierung und der Durchführung. Die Planung baut auf den erfassten Bedürfnissen und den erkannten Ressourcen der Betroffenen auf.

Pflegeinterventionen sind kurz, aber konkret und präzise zu beschreiben. Als Formulierungshilfe dienen die Frageworte Wer?, Was?, Wie?, Wann?, Wo?, Wie oft? und Womit? (vgl. Loskamp/Meyer-Rentz/Rüller 2003).

Auflösung: Schritt 2 (Phänomenerkennung, Problemidentifizierung)

Diagnostischer Prozess

1. **Assessment:** Das Assessment ist hierbei lediglich auszugsweise dargestellt; die Pflegesituationen in der Pflegepraxis sind um einiges komplexer (siehe Seite 54).
2. **Cluster**

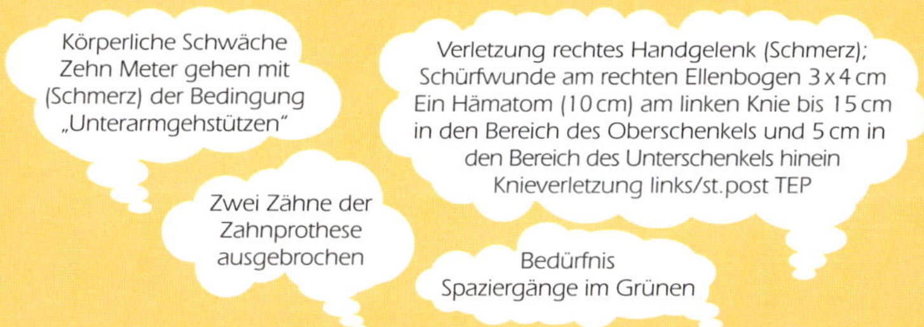

3. **Hypothese:** Frau Elstner zeigt aufgrund des Sturzes und der Unsicherheit beim Gehen mittels Unterarmgehstützen ein erhöhtes Risiko, einen erneuten Sturz zu erleiden. Oder auch: Frau Elstner zeigt aufgrund der körperlichen Schwäche eine Beeinträchtigung beim Gehen usw.
4. **Überprüfung:** mit Frau Elstner und Sichtung der Definitionen des Klassifikationsystems.
5. **Formulierung der Pflegediagnose:** Hautschädigung, Sturzgefahr, beeinträchtigte Gehfähigkeit (vgl. NANDA 2016)

Auflösung: Schritt 3 (Zielformulierung)

SMART (siehe Seite 116)

Beeinträchtigte Gehfähigkeit

„Einschränkung, sich unabhängig zu Fuß in der Umgebung zu bewegen" (NANDA 2019)

Ätiologie: verminderte Kraft; Angst vor einem erneuten Sturz (mit Frau Elstner abklären)

Symptome: Frau Elstner äußert Schmerzen beim Gehen; Frau Elstner ist unsicher beim Gehen

Tab. 12: Hilfestellung zur Zielformulierung

Verhalten/ Äußerungen	Messkriterien	Bedingungen	Zeitrahmen
Gehen	15 Meter	mit Unterarmgehstützen und einer PP	innerhalb von drei Tagen

Zielformulierung (am 3. August 2017 formuliert):

„Frau Elstner kann mit Unterarmgehstützen und einer Pflegeperson sicher 15 Meter weit gehen."

Zeitgrenze: 6. August 2017

Auflösung: Schritt 4 (Formulierung der Interventionen)

Die Pflegeinterventionsplanung folgt auf die Problemformulierung, der die Informationssammlung und danach die Problemerfassung vorangegangen war. Die Pflegeintervention ist das Bindeglied zwischen Pflegeziel und aktivem Part der Durchführung.

Als Formulierungshilfe dienen die Frageworte

Wer?, Was?, Wie?, Wann?, Wo?, Wie oft? und Womit?

- → Wer? Frau Elstner und eine Pflegeperson
- → Was? Gehen
- → Wie? Sicherheit bieten, für 15 Meter
- → Wann? Vor den Mahlzeiten
- → Wo? Am Gang
- → Wie oft? Dreimal täglich
- → Womit? Mit den Unterarmgehstützen

Dreimal täglich vor den Mahlzeiten mit Unterarmgehstützen 15 Meter am Gang gehen, und zwar mit einer Pflegeperson, um Sicherheit zu bieten.

Zusammenfassung

Die Planung der Pflegemaßnahmen ist eine Handlungsanweisung im Sinne einer Strategie für alle Pflegebeteiligten. Die geplanten Pflegeinterventionen gelten als Anordnung und Delegation. Die Pflegeverordnung ist als verbindlich für das Pflegeteam anzusehen.

Pflegeinterventionen sind kurz, aber konkret und präzise zu beschreiben. Als Formulierungshilfe dienen die Frageworte Wer?, Was?, Wie?, Wann?, Wo?, Wie oft? und Womit?

Pflegeinterventionen wirken reduzierend auf bestehende Risikofaktoren ein, dienen der Lösung oder der Kontrolle eines Problems und der Beobachtung des Gesundheitszustandes, unterstützen in der Verrichtung der Lebensaktivitäten (Selbstpflegeerfordernisse, Aktivitäten des täglichen Lebens usw.) und begünstigen eine dauerhafte Unabhängigkeit und Gesundheit (vgl. Alfaro-LeFevre 1998).

Die Vorteile der gemeinsamen Pflegeinterventionsplanung liegen im Einverständnis der Betroffenen mit der Pflegeintervention, in der Zeit, die das Gespräch bietet, um emotionale Belastungen anzusprechen, in der Sicherstellung des aktuellen Informationsstandes und im Erkennen eines bestehenden Schulungsbedarfs.

Fragen zur Festigung des Wissens

→ Nennen Sie die Aufgaben der Pflegeinterventionsplanung!
→ Erläutern Sie eine präzise Interventionsplanung!
→ Nennen Sie die Vorteile einer gemeinsamen Pflegeinterventionsplanung von Pflegeperson und Betroffenen!
→ Welche Aspekte werden in der Interventionsplanung nach Brobst erfasst?
→ Erläutern Sie den Unterschied zwischen Lehren, Anleiten und Beraten!
→ Welche Faktoren sind bei der Planung der Strategie zu beachten?

8 Durchführung geplanter Pflegeinterventionen

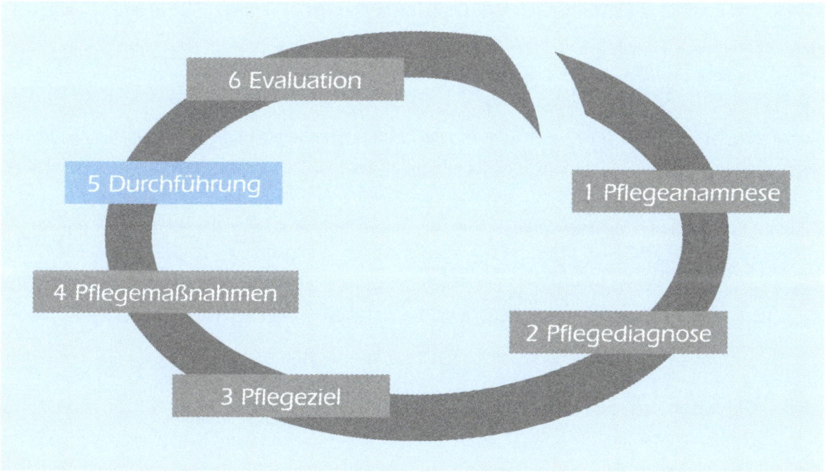

Abb. 25: Durchführung geplanter Pflegeinterventionen

In der vorletzten Phase des Pflegeprozesses werden die geplanten Pflegeinterventionen im Praxisfeld gemeinsam mit den zu begleitenden Menschen umgesetzt. Die durchgeführten Maßnahmen werden mit dem Handzeichen, dem entsprechenden Datum und der Uhrzeit abgezeichnet.

Abänderungen der Umsetzung des Maßnahmenplans sind verständlich zu begründen. Eine einmalige Abänderung des Pflegeplans ist im Pflegebericht festzuhalten. Bei länger andauernden Veränderungen z. B. des Allgemeinzustandes der Betroffenen zieht dies eine Änderung der Planung nach sich (vgl. Lauber 2001).

Für eine Durchführung von geplanten Pflegeinterventionen im Rahmen eines gelungenen Pflegeprozesses ist die **Bezugspflege** mit ihrer hohen Patientenorientierung zu bevorzugen. Die Vorteile liegen für die Betroffenen darin, dass sie ihre Bezugspflegeperson im Sinne einer Ansprechpartnerin kennen. Die Bezugspflegeperson profitiert, indem Absprachen und Entscheidungsfindungen gemeinsam gelingen. Durch das Benennen einer Bezugspflegeperson wird die Verantwortungsbereitschaft der Pflegepersonen ebenso gefördert. Entscheidend ist, die Patient*innen in die Pflege mit einzubeziehen (vgl. Reimer/Fueller 1998; Brobst 2007).

Wilkinson (2010) benennt in dieser Phase drei **Aufgabenverteilungen**:

1. das aktive Tun, die **Ausführung**,
2. die mögliche (zum Teil auch notwendige) **Delegation** und
3. das Führen von Aufzeichnungen: die **Dokumentation**.

(vgl. Wilkinson 2010)

Ad 1: **Das aktive Tun:** Einige Pflegeinterventionen zielen darauf ab, die Selbstpflegekompetenz der Betroffenen zu erhalten bzw. zu steigern. Dabei ist darauf zu achten, dass der Lernprozess nicht zufällig erfolgt!

Einige **einflussnehmende Aspekte**, die in der Durchführung beachtet werden müssen, sind folgende:

- → Faktoren, die sich hemmend auf den Lernprozess auswirken – wie Müdigkeit, Schmerzen, Hunger –, sind zu beachten und, wenn möglich, zu mindern.

- Die Betroffenen sind aufnahmefähig und wollen aus eigener Motivation heraus Wissenszuwachs erzielen bzw. eine Fertigkeit erlernen.
- Die Betroffenen sind ebenso agierende Personen und in die Pflegehandlungen mit einzubeziehen.
- Das emotionale Erleben der durchgeführten Interventionen ist ebenfalls einflussreich und muss beachtet werden.
- Die gelungene Durchführung basiert auf einer vertrauensvollen Beziehung. Ein reger Austausch zwischen den agierenden Personen führt zu einem veränderten Bewusstsein (vgl. Wilkinson 2010).

Mögliche Ursachen für eine fehlerhafte Durchführung von geplanten Pflegeinterventionen:

- unvollständige und/oder fehlerhafte Information, die zu Unverständnis führt;
- kulturelle Vielfalt (Diversität), die Barrieren schaffen kann;
- Fehlen von unterstützenden Systemen (finanzielle Möglichkeiten);
- der Lebensstil der Betroffenen;
- eine fehlende vertrauensvolle Beziehung zur Pflegeperson, zögerndes Fragen oder das Vermeiden von Gesprächen (vgl. Wilkinson 2010).

Ad 2: Die **Delegation** einer Pflegehandlung kann von einer/einem Gesundheits- und Krankenpfleger*in sowie Bachelor of Science in Nursing zu einer/einem weiteren Gesundheits- und Krankenpfleger*in sowie Bachelor of Science in Nursing, zu einer Pflegefachassistenz, Pflegeassistenz oder zu einer in Ausbildung stehenden Person erfolgen.

Die Planung im Rahmen des Pflegeprozesses ist von einer/einem Gesundheits- und Krankenpfleger*in sowie Bachelor of Science in Nursing, oder Pflegefachassistent*in vor Ort zu übernehmen und sicherzustellen.

Die Planung kann bzw. darf nicht an Personen der Pflegeassistenz delegiert werden! Eine Mitwirkung in der Erfassung des Pflegeassessments ist möglich.

Für eine sorgsame Delegation sind folgende Aspekte zu bedenken:
- das Setzen klarer Grenzen des Auftrags (Was genau ist zu tun?);
- die den Patient*innen vermittelte Bereitschaft, bei Unsicherheiten bzw. Veränderungen Unterstützung zu bieten;
- die Fähigkeit, Prioritäten zu setzen;
- die Sicherstellung, dass die delegierte Intervention korrekt verstanden wurde;
- das Überprüfen des eigenen Verhaltens (höflicher und respektvoller Umgang mit dem Gegenüber).

(vgl. Wilkinson 2010)

Ad 3: Die **Dokumentation** im Rahmen der Durchführung bezieht sich insbesondere auf die Äußerungen und Reaktionen der zu begleitenden Person während der Durchführung einer geplanten Pflegeintervention. Diese Eindrücke und Ergebnisse der Beobachtung mit allen Sinnen sowie wörtlichen Mitteilungen der Betroffenen sollen auf nachvollziehbare Weise in den **Pflegebericht** aufgenommen werden.

Im Rahmen der pflegerischen Kernkompetenz, im Sinne einer Gesamtverantwortung des gesamten Pflegeprozesses (GuKG 1997), sind die geleisteten Pflegemaßnahmen in der Dokumentation mit Handzeichen zu bestätigen. Was die Bestätigung der Durchführung betrifft, gibt es in Österreich standortbezogene Unterschiede. So wird oftmals ein zusätzlicher Durchführungsnachweis (Auflistung der zu leistenden Maßnahmen) eingesetzt. Hierbei wird jede einzelne geleistete Handlung mit

Handzeichen, Datum und Uhrzeit bestätigt. Die elektronische Version sieht die Möglichkeit vor, entsprechende Interventionen durch gezieltes Markieren zu bestätigen. Im Sinne der Professionalisierung wäre das einmalige Bestätigen der Leistung aufgrund einer vollständigen und nachvollziehbaren Pflegediagnose-, Ziel- und Interventionsplanung sinnvoll.

Die Durchführung geplanter Interventionen weist folgende Strukturelemente auf:

1. Vorbereitung
2. Durchführung
3. Nachsorge

(vgl. Lauber/Schmalstieg 2003)

Ad 1: In der **Vorbereitung** wird die Konzentration der agierenden Pflegeperson auf **die zu begleitende Person, den Raum, das Material und den Arbeitsplatz** gerichtet. Bevor die eigentliche Handlung stattfindet, werden alle Vorbereitungen getroffen (Information, Position der Betroffenen, Fenster geschlossen, Arbeitshöhe eingerichtet, Flächen desinfiziert usw.).

Ad 2: Die **Durchführung** erfolgt aufgrund der einschlägigen Fachkenntnisse unter Beobachtung der zu pflegenden Person auf Veränderungen (Atmung, Haut, Schleimhaut usw.). Die Weitergabe von Informationen während der Ausführung ist essenziell und bietet den Betroffenen das Gefühl von Sicherheit.

Ad 3: Die **Nachbereitung** umfasst die Nachsorge rund um die betroffene Person (Ruftonanlage und Getränke in Reichweite rücken, zudecken, unterstützen, eine angenehme Position einnehmen usw.) und die entsprechende Ent- bzw. Versorgung des verwendeten Materials.

Der Arbeitsplatz erhält eine Abschlussdesinfektion und wird wieder in den ursprünglichen Zustand gebracht (vgl. Lauber/Schmalstieg 2003). In der Pflegeinterventionsplanung sowie in der Durchführung wird im Praxisfeld auf standardisierte Vorgaben von Pflegeinterventionen zurückgegriffen. Der Nutzen dieser **Richtlinien** liegt nach Hamer und Collinson (2005) in der Steigerung der Effektivität, der Vereinheitlichung der Durchführung und der Qualitätssicherung. In Verwendung stehen die Begrifflichkeiten **Pathways (Richtlinien)** und **Guidelines (Leitfäden)**.

Richtlinien bilden Informationen und Handlungsanweisungen zu geplanten Pflegeinterventionen ab. Sie resultieren aus den Ergebnissen einer Literatursichtung und enthalten aktuelle Erkenntnisse aus Forschungsberichten unter Beachtung der verfügbaren Ressourcen (vgl. Hamer/Collinson 2005).

Auflösung Schritt 4 (Formulierung der Pflegeinterventionen)

Als Formulierungshilfe dienen die Frageworte Wer?, Was?, Wie?, Wann?, Wo?, Wie oft? und Womit?

- → Wer? Frau Elstner und eine Pflegeperson
- → Was? Gehen
- → Wie? Sicherheit bieten, für 15 Meter
- → Wann? Vor den Mahlzeiten
- → Wo? Am Gang
- → Wie oft? Dreimal täglich
- → Womit? Mit den Unterarmgehstützen

Dreimal täglich vor den Mahlzeiten mit Unterarmgehstützen 15 Meter am Gang gehen, und zwar mit einer Pflegeperson, um Sicherheit zu bieten.

Auflösung: Schritt 5 (Durchführung)

Bei der Durchführung der geplanten Interventionen sind die Bedingungen genau zu durchdenken:

- → Für Frau Elstner wird sich ein rutschfestes und gut sitzendes Schuhwerk als dienlich erweisen.
- → Ruhephasen bauen der Erschöpfung vor und erhalten die Motivation der Betroffenen.
- → Die Schaffung einer ruhigen Atmosphäre gibt Frau Elstner Sicherheit in der Übungsphase. Die Unsicherheit und Sorge im Hinblick auf erneute Stürze können auf diese Weise vermindert werden.
- → Ein Lob und das Gefühl der Kontrolle bestärken Frau Elstner darin, weiterhin aktiv am Geschehen teilzunehmen.

Zusammenfassung

In der Phase der Durchführung wird die Pflegedokumentation in die Tat umgesetzt. Die Bezugspflege ist eine besonders gut geeignete Ausgangssituation. Die Umsetzung der Interventionen erfolgt unter Berücksichtigung der bestehenden Situation der Betroffenen.

In der Durchführung können drei Aufgabenschwerpunkte erkannt werden: 1. das aktive Tun, die Ausführung, 2. die mögliche (zum Teil auch notwendige) Delegation und 3. das Führen der Dokumentation.

Abweichungen der Pflegeinterventionsplanung sind im Bedarfsfall möglich, im Pflegebericht aber nachvollziehbar zu belegen und zu begründen. Handlungsabläufe erfolgen strukturiert durch die Elemente Vorbereitung, Durchführung und Nachbereitung.

Fragen zur Festigung des Wissens

- → Erläutern Sie das Handlungsschema Vorbereitung, Durchführung und Nachsorge!
- → Welche Voraussetzungen sind im Hinblick auf eine gelungene Durchführung der Pflegeinterventionen zu beachten?
- → Welche Faktoren wirken sich in der Durchführung hemmend aus?
- → Nennen Sie Aspekte, welche bei der Delegation von Interventionen zu beachten sind!
- → Wie kann es Ihnen gelingen, eine vertrauensvolle Beziehung zu gestalten, in der eine gewinnbringende Durchführung möglich wird?

9 Evaluation

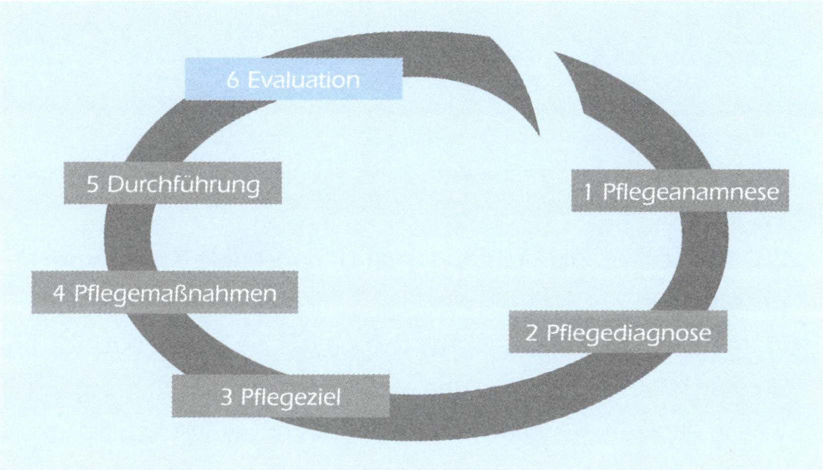

Abb. 26: Evaluation

Bei der Evaluation (lat.: valere = wert sein) wird die im Sinne des Pflegeplans durchgeführte Pflege hinsichtlich ihrer Effizienz bewertet und beurteilt. Der letzte Schritt stellt eine Einschätzung des Ist-Standes (des Sachverhaltes) dar.

Verglichen wird der Ist-Stand (Assessment) mit dem Soll-Stand (Pflegeoutcome/-ziel), oder anders formuliert: Kontrolliert wird das Erreichen von Messkriterien der formulierten Ziele. Dies setzt eine ausführliche und individuelle Pflegedokumentation voraus. Die Funktionen des letzten Schrittes des Pflegeprozesses sind die Rückkoppelung und das Feedback.

Brobst (2007) zählt die wichtigsten Aufgaben der Evaluation auf:
- klären, inwiefern die Ergebnisse mit der getätigten Einschätzung übereinstimmen;
- nach aufgetretenen Komplikationen suchen;
- begutachten und beschreiben der Reaktion der Betroffenen;
- klären, inwieweit die geleisteten Pflegeinterventionen effektiv waren;
- erkennen, welche Veränderungen vorgenommen werden müssen, um eine Verbesserung der Ist-Situation zu erzielen.

Bei Nichterreichen des formulierten Zieles können folgende Gründe ausschlaggebend sein:
- Zunächst gilt es, die **Vollständigkeit und Richtigkeit der Informationssammlung** zu kontrollieren.
- Möglicherweise liegt das Nichterreichen des Zieles aber auch daran, dass die Informationssammlung der **Problemidentifikation** fehlerhaft war. In diesem Fall kommt es infolge eines unvollständigen diagnostischen Prozesses zur falschen Auswahl der Pflegediagnose.
- Möglicherweise kann ein formuliertes Ziel **nicht im Zeitrahmen bzw. innerhalb der geplanten Zeitgrenze** oder im gewünschten Ausmaß erreicht werden.
- Ebenso müssen die **gesetzten Pflegeinterventionen** auf ihre Richtigkeit, Zweckmäßigkeit und Effektivität hin überprüft werden.
- Es kann auch an der **Durchführung** liegen, dass bei der Evaluation ein nicht erreichtes Ziel zu Tage tritt.
- Zuletzt ist eine möglicherweise eingetretene **Veränderung des Allgemeinzustandes** der zu begleitenden Menschen zu beachten.

Bei Nichterreichen des Pflegezieles kann die Fehlerquelle (z. B. eine unvollständige Information) in jedem Schritt des Pflegeprozesses liegen (Assessment, Problemformulierung, Pflegeziel bzw. Outcome, Pflegeinterventionsplanung und/oder Durchführung) (siehe Abb. 27). Die Evaluation erfolgt mittels Einschätzung von Evaluationskriterien. So werden Pflegeziele auf ihre Wirksamkeit hin geprüft, ebenso wird die Befindlichkeit der zu begleitenden Personen erfasst. Das gewünschte Ergebnis wird der aktuellen Situation gegenübergestellt, der Unterschied genau beleuchtet. Das bedeutet, es findet im Anschluss die Ursachenanalyse statt. Die Resultate der Ursachenanalyse sind richtungsweisend für die nachfolgenden Handlungsschritte (vgl. Loskamp/Meyer-Rentz/Rüller 2003).

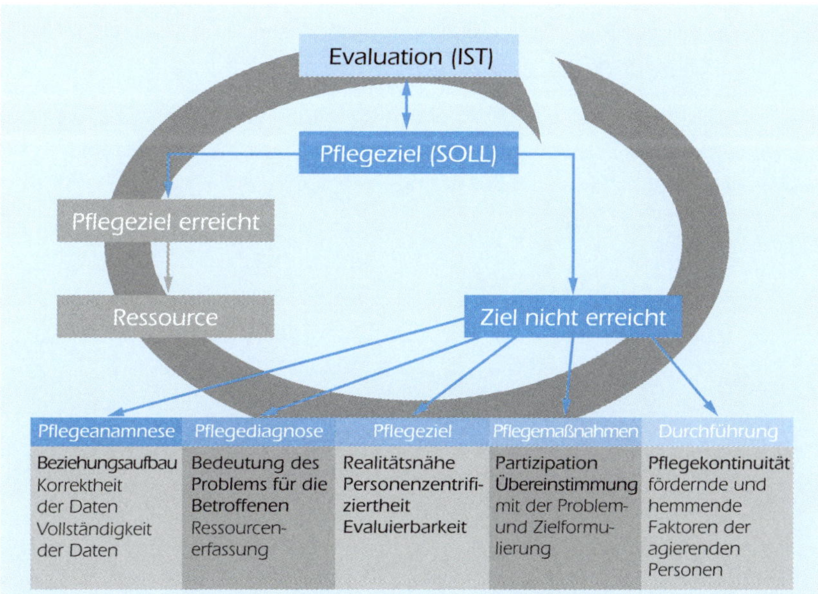

Abb. 27: Evaluation als vergleichender Schritt im Pflegeprozess

Alfaro-LeFevre (1998) skizziert folgende Struktur im Schritt der Evaluation:

- → Erfassen des erwünschten Ausmaßes des Ergebnisses;
- → Ausmachen von Faktoren, die das Ergebnis beeinflussen;
- → die Entscheidung, die geplanten Leistungen wie gehabt fortzusetzen oder zu verändern;
- → die Abänderung in der Dokumentation.

(vgl. Alfaro-LeFevre 1998)

Wilkinson (2010) hält den Schritt der Evaluation für eine wichtige Erfolgskontrolle und entwirft strukturierte Prozessschritte bei der Durchführung einer kompetenten Evaluation.

Prozessschritte einer kompetenten Evaluation:

Die evaluierende Pflegeperson

- → sichtet die vorhandene Dokumentation ebenso wie die Messkriterien der Zielformulierung und die angegebene Zeitgrenze;
- → kontaktiert den zu begleitenden Menschen;
- → nimmt Kontakt mit den agierenden Pflegepersonen auf;
- → kontrolliert mit den Betroffenen gemeinsam die Effizienz der formulierten Strategien und der geleisteten Pflege, indem die aktuelle Situation mit der Zielformulierung verglichen wird;
- → dokumentiert die Erkenntnisse und Ergebnisse der Evaluation;
- → nutzt die neuen Erkenntnisse und adaptiert die Pflegeplanung, indem neue Pflegediagnosen, Pflegeziele und Interventionen mit den Betroffenen geplant werden;
- → teilt die erweiterten und dokumentierten Erkenntnisse bzw. Veränderungen den Betroffenen sowie den agierenden Pflegepersonen mit.

(vgl. Wilkinson 2010)

Die Evaluation beinhaltet **drei Ausprägungen:**

1. Die **Outcome-Evaluation** befasst sich mit den Ergebnissen der Pflege (z. B. mit der Zufriedenheit der Betroffenen).
2. Die **Prozess-Evaluation** fokussiert die direkte Pflegehandlung (wurde das Assessment zeitlich korrekt durchgeführt, war die Durchführung der Pflegeinterventionen korrekt?).
3. Die **Struktur-Evaluation** schließlich beachtet den kontextuellen Rahmen und die organisatorischen Gegebenheiten (Möglichkeit der Bezugspflege usw.).

(vgl. Alfaro-LeFevre 1998)

Die Evaluation erfolgt mittels Beobachtung, Auswertung der Gespräche und personenzentrierten Fallbesprechungen. Zeigt sich im letzten Schritt des Pflegeprozesses, der Evaluation, ein Nichterreichen des Zieles, so ist die Pflegeplanung zu ergänzen bzw. ist eine entsprechende Änderung vorzunehmen.

Folgende **Konsequenzen** ergeben sich aus dem vorerst letzten Schritt:

→ **Das Ziel wurde erreicht**; das formulierte Problem liegt nicht mehr vor. Die Folge ist, dass die **Pflegediagnose abgesetzt** wird.

→ **Das Ziel wurde erreicht,** das formulierte Problem liegt jedoch weiterhin vor. Die Folge ist das **Abändern der Zielformulierung oder das Adaptieren der Zeitgrenze.**

→ **Das Ziel wurde nicht erreicht**. Die Folgen sind die Suche nach der Fehlerquelle und eine **Veränderung im entsprechenden Pflegeprozessschritt** bis hin zum Absetzen einer gestellten Pflegediagnose (vgl. ÖBIG 2010).

Die Evaluation ist ein wesentlicher Aspekt der Erfolgskontrolle. Diese Überprüfung findet kontinuierlich im Kontakt mit der zu pflegenden Person im Rahmen der Durchführung der Pflegehandlungen anhand der angegebenen Zeitgrenze sowie anlässlich des Endes der pflegerischen Situation statt. Eine Evaluation mit nachfolgender Veränderung der Pflegeplanung tritt ebenso bei unvorhersehbaren Ereignissen ein. In diesem Sinne kann eine Verschlechterung des Allgemeinzustandes eine rasche Abänderung von Problemformulierungen noch vor dem Eintreten der geplanten Evaluation nach sich ziehen. Das Ziel ist jedenfalls eine effektive und personenzentrierte Planung.

Die Erkenntnisse aus dem Prozessschritt „Evaluation" werden in Österreich zumeist im Pflegebericht festgehalten.

Ein individuell abgestimmter Pflegeprozess kann vermeiden, dass Entlassungen unvorbereitet erfolgen. **Die Planung der Entlassung beginnt mit dem ersten Schritt des Pflegeprozesses.** Die vollständige Erfassung der bedeutenden Informationen vermeidet eine zusätzliche Verweildauer und führt zu einer bedürfnisgerechten Nachbetreuung. Es gilt komplexe Bedürfnisse und Zusammenhänge möglichst früh zu erkennen. Eine frühzeitige Entlassung kann hingegen zu einem **Drehtüreffekt**, im Sinne von ungeplanten erneuten Aufnahmen führen (vgl. Wiedenhöfer 2010 et al.).

Auflösung Schritt 6 (Evaluation)

Pflegediagnose: Beeinträchtigte Gehfähigkeit

Definition: „Einschränkung, sich unabhängig zu Fuß in der Umgebung zu bewegen" (NANDA 2016)

Tab. 13: Auflösung: Schritt 6 (Evaluation)

Datum	Ätiologie Symptome	Hz	Ressourcen und Bedingungen	Pflegeziel/e	ZG	Hz
3.8.2017	Ä: verminderte Kraft Angst vor einem erneuten Sturz	HoB	Frau Elstner kann 15 Meter mit Unterarmgehstützen gehen	Frau Elstner kann mit Unterarmgehstützen und einer Pflegeperson 15 Meter weit sicher gehen.	4.8.2017	HoB
	S: Frau Elstner ist unsicher beim Gehen Frau Elstner äußert Schmerzen beim Gehen		Frau Elstner macht gerne Sparziergänge (vor allem im Grünen)			
Pflegeinterventionen						
Datum 3.8.2017	HZ HoB	Dreimal täglich vor den Mahlzeiten mit Unterarmgehstützen 15 Meter am Gang gehen, und zwar mit einer Pflegeperson, um Sicherheit zu bieten. usw.				ex

Zusammenfassung

Der oft verwendete Begriff Pflegeplanung inkludiert die Schritte 1. der Phänomenbeschreibung bzw. Problemformulierung, 2. der Zielformulierung und 3. der Interventionsplanung.

In der Problembeschreibung geht es darum, subjektive Wertigkeiten der zu pflegenden Person zu erfassen. Diese Bestimmungen sind wiederum handlungsweisend. Zielführende Interventionen hingegen gehen nur mit einem klar definierten Ziel einher. Die zielführenden geplanten und ausformulierten Pflegemaßnahmen werden in das pflegerische Tun integriert und im letzten Schritt auf ihre Wirksamkeit hin überprüft.

Die Struktur bei der Evaluation gelingt durch das Erfassen des erwünschten Ausmaßes des Ergebnisses, durch das Ausmachen von Faktoren, die das Ergebnis beeinflussen, durch die Entscheidung, die geplanten Leistungen wie gehabt fortzusetzen oder zu verändern, und gegebenenfalls durch die Abänderung in der Dokumentation.

Bei Nichterreichen des Pflegezieles kann die Fehlerquelle in jedem Schritt des Pflegeprozesses liegen.

Fragen zur Festigung des Wissens

- → Erläutern Sie die Struktur des Evaluationsprozesses!
- → Benennen Sie die Konsequenzen, die sich aus der Bewertung ergeben!
- → Beschreiben Sie, in welchem Schritt die Fehlerquelle liegen kann!
- → Benennen Sie die Aufgaben der Evaluation!
- → Wo werden die Ergebnisse der Evaluation dokumentiert?

10 Prinzipien der Pflegedokumentation

Hier sollen die Prinzipien einer gelungenen, nachvollziehbaren und personenzentrierten Pflegedokumentation zusammengefasst werden. Eine nachvollziehbare Pflegedokumentation enthält folgende Bestandteile:

- **Die Pflegedokumentation ist als Urkunde zu werten.** Verspätete Eintragungen und/oder falsche Aufzeichnungen sowie nachträglich getätigte Korrekturen gelten somit als **Urkundenfälschung**. Dementsprechend ist auf ein dokumentensicheres Schreibgerät zu achten (keine Füllfeder und kein Bleistift!).
- Die **zu Pflegenden** (Klient*innen, Patient*innen, Bewohner*innen usw.) haben das Recht, die eigene Pflegedokumentation einzusehen (Einsichtsrecht). Wichtig ist, dass das **Einsichtsrecht** bei der Wortwahl der Pflegenden bedacht wird. Das Lesen der Einträge in der Pflegedokumentation sollte die Betroffenen nicht kränken.
- Aufgabe der Pflegedokumentation ist es, vollständige Informationen bereitzustellen und unter Verwendung der Pflegeplanung einen **nachvollziehbaren Nachweis des Verlaufs** zu gewährleisten. Alle Einträge sind durch die Pflegepersonen mit **Datum, Uhrzeit** und persönlichen, eindeutig zugewiesenen **Handzeichen** zu kennzeichnen (vgl. Loskamp/Meyer-Rentz/Rüller 2003). Nicht dokumentierte

Leistungen gelten als nicht getätigt! Der Vorteil der elektronischen Dokumentation ist in der automatischen Identitätsklärung zu sehen. Zu beachten ist hierbei, dass der Arbeitsplatz nur nach erfolgtem Logout verlassen werden darf.

→ Das Pflegeassessment ist der erste Aspekt im Pflegeprozess.

1. Die **Pflegeanamnese** mit besonderer Beachtung der Bedürfnisse, Ressourcen und Perspektiven der zu Pflegenden ist ein wichtiger und fundamentaler Teil der Pflegedokumentation.
2. Der **Pflegebericht** inkludiert Wirkungen von medizinischen Anordnungen, akute Veränderungen und besondere Ereignisse der zu Pflegenden sowie die pflegerische Erfolgskontrolle.
3. Den dritten Teil der Pflegedokumentation stellen **Pflegediagnoseformblätter** dar. Sie bieten ein Raster, um Phänomene und/oder Probleme zu benennen und ein Pflegeziel gezielt zu erfassen und um die Interventionen festzuhalten, mit deren Hilfe das Pflegeziel erreicht werden soll. Die Dokumentationssysteme variieren von Institution zu Institution. Einige Einrichtungen haben eine elektronische Prozessplanung implementiert. Zusätzlich wird im Rahmen des Pflegeprozesses ein Formblatt für die Bestätigung der Durchführung von geplanten Interventionen verwendet.
4. Der **Durchführungsnachweis** wird für die Nachweisbarkeit erbrachter Pflegeleistungen eingesetzt. Das Formblatt ist abhängig von der Qualität der formulierten Pflegediagnosen und der damit verbundenen Pflegemaßnahmen sowie von der Selbstpflegekompetenz der zu Begleitenden. Der Durchführungsnachweis dient der rechtlichen Absicherung der Pflegenden hinsichtlich § 5

und ist eine nachvollziehbare Darstellung der Durchführungsverantwortung. Dokumentiert wird, welche Pflegeperson (mittels Handzeichen) zu welchem Zeitpunkt (Tag und Uhrzeit) welche Pflegeintervention durchgeführt hat (vgl. Loskamp/Meyer-Rentz/Rüller 2003; ÖBIG 2010).

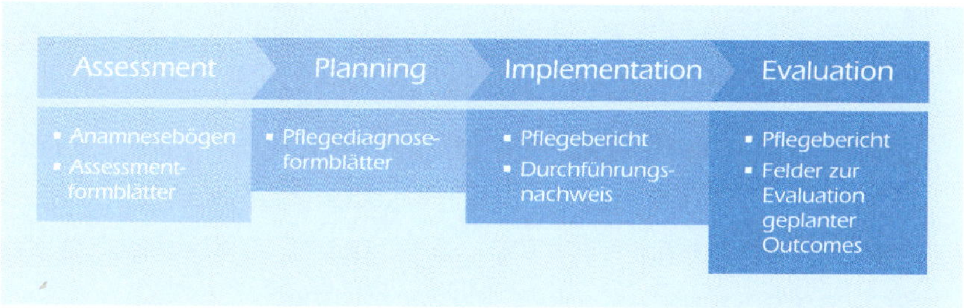

Abb. 28: Pflegedokumentationsformblätter (bei nicht EDV-gestützter Dokumentation)

→ Die Einträge der Pflegedokumentation sollten **leserlich, kurz, knapp, präzise, lückenlos und verständlich** formuliert sein.

→ Ein weiteres Prinzip der Pflegedokumentation ist die Notwendigkeit, möglichst **zeitnah** zu dokumentieren. Nachträge sind möglich, jedoch deutlich als solche zu kennzeichnen.

Eine mangelhafte Pflegedokumentation ist eine gefährliche Fehlerquelle in der Begleitung der betroffenen Menschen.

Einige sinnvolle Dokumentationsrichtlinien wurden bereits erwähnt. Folgende Aufzählung nach Brobst (2007) dient der Übersicht, um Fehlerquellen in der Pflegedokumentation zu vermeiden:

- → **Unvollständigkeit (Unterlassungen, Ungenauigkeiten)**
  Unvollständigkeit vereitelt die ganzheitliche und kontinuierliche Begleitung. Mehrdeutige Formulierungen sind zu vermeiden. Zusätzlich gilt, wie bereits erwähnt, dass Handlungen, die nicht dokumentiert wurden, als nicht geleistet angesehen werden.
- → **unreflektierte Interpretationen und persönliche Ansichten**
  Die Situationseinschätzung durch Pflegepersonen ist eine wichtige Form der professionellen Begleitung. Von vagen Spekulationen oder unreflektierten Interpretationen ist dennoch Abstand zu nehmen. Je näher die Aussagen der Dokumentation den Aussagen der zu begleitenden Personen kommen, desto besser. Interpretationen der Pflegepersonen sind als solche zu kennzeichnen.
- → **verspätete Eintragungen**
  Verspätete Eintragungen sind zu vermeiden. Sollten sie dennoch vorkommen, sind sie als Nachträge zu kennzeichnen.
- → **Unleserlichkeit**
  Ein Vorteil der elektronischen Pflegedokumentation ist die eindeutige Lesbarkeit. Bei Handschriften ist auf eine lesbare Schrift zu achten.
- → **fehlende Handzeichen**
  Ein Handzeichen (zumeist die ersten beiden Buchstaben des Nachnamens und der erste des Vornamens) stellt die eindeutige Zuordnung eines Eintrags zu einer Pflegeperson dar. Von einer stellvertretenden Unterzeichnung durch Teammitarbeiter*innen ist Abstand zu nehmen.
- → **Abänderungen (falsches Korrigieren, fragwürdige Abänderungen)**
  Eine korrekte Pflegedokumentation weist keine nachträglichen, abgeänderten oder korrigierten Passagen auf. Sollte es zu Irrtümern

beim Eintrag kommen, sind diese einmal **durchzustreichen** und mit der Abkürzung „**korr.**" sowie dem **Handzeichen** zu versehen.

- **unbekannte, unklare bzw. fehlerhafte Abkürzungen**
  Bei der Verwendung von Abkürzungen ist auf deren Korrektheit zu achten. Jede Institution sollte die üblichen und verwendeten Abkürzungen zur Einsicht bereithalten und sie im Falle einer Transferierung der Betroffenen den folgenden Stationen, Abteilungen oder Institutionen zukommen lassen.

Das Hauptziel der Dokumentation ist es, Informationen weiterzugeben. Die Pflegedokumentation stellt den hohen Anspruch, dass alle wesentlichen Aspekte – vollständig und dennoch kurz und präzise auf die relevanten Informationen begrenzt – benannt werden (vgl. Regouin 2000).

Regouin (2000) fasst die Vorteile schriftlicher Berichte wie folgt zusammen:

- Reduzierung von möglichen Missverständnissen, da allen Pflegepersonen dieselbe Information zukommt;
- hohe und langfristige Beweiskraft;
- die Möglichkeit, z. B. Wundheilungen mit einer Fotodokumentation zu unterstreichen;
- eine Wortwahl, die mit Bedacht erfolgt;
- die Notwendigkeit, Phänomene ausführlicher zu beschreiben;
- die Möglichkeit des wiederholten Lesens durch Verschriftlichung.

10.1 Standardisierte Pflegedokumentation

Eine gelungene, nachvollziehbare und vollständige Pflegedokumentation ist für die Pflegekontinuität unverzichtbar. Unter standardisierten

Dokumentationen verstehen sich Formvordrucke. Hierbei ist das zu markieren, was auf die zu pflegende Person zutrifft. Zeitintensive Dokumentationen werden in der Pflegepraxis meist vermieden. Je deutlicher die geplanten Pflegeinterventionen formuliert werden, desto weniger Zeitaufwand ist in der Folge für die Dokumentation der Handlungen notwendig.

> Die standardisierte Pflegeplanung ist eine gute Möglichkeit, rasch und sicher zu dokumentieren. Jeder dieser Vordrucke ist dennoch auf die individuellen Bedürfnisse und Voraussetzungen der zu Begleitenden abzustimmen (vgl. Wilkinson 2011).

Die Gründe für Schwierigkeiten bei der Umsetzung des Pflegeprozesses im Praxisfeld werden in der Reduktion des Pflegeprozesses auf das Mindestmaß der erforderlichen Dokumentation und in der fehlenden Pflegebeziehung erkannt.

Die weitverbreitete digitale Dokumentation (Computerized Information Systems [CIS] sowie das Krankenhausinformationssystem [KIS]) bringt Vorteile wie die deutliche Lesbarkeit, die Nachvollziehbarkeit von Einträgen, Ergänzungen und der eindeutigen namentlichen Zuordnung mit sich. Krankenhausinformationssysteme beinhalten meist umfangreiche Datensätze wie Patient*innenstammdaten, Daten zur Erkrankung und medizinische Leistungen (bildgebende Verfahren, Labor usw.) sowie Berichtwesen, aber auch oft Bestellwesen für Verbrauchsgüter.

Die standardisierte digitale Pflegedokumentation bietet einen Mehrwert durch die bessere Nachvollziehbarkeit, ist aber letztlich nur dann gehaltvoll und aussagekräftig, wenn die Inhalte an die einzelnen Personen angepasst werden.

Johnson (2012) erkennen einen weitreichenden Einfluss und übergeordnete Vorteile in der digitalen Dokumentation: „Without the ability to electronically retrieve standardized nursing practice data, nursing data will not be included in large national EHR (Electronic Health Records) datasets that are analyzed to describe nursing contributions to health care and are used to inform policy markers (Johnson et al. 2012, S. 24).

10.2 Pflegevisite

Die Pflegevisite ist ein **Instrument der Qualitätssicherung**. Einerseits dient sie der kritischen Auseinandersetzung der Pflegepersonen mit der individuellen Situation der Betroffenen, andererseits dient sie einem systematischen und nachvollziehbaren Informationsfluss innerhalb der Pflegeprofession.

> Die Ziele der Pflegevisite liegen in der Sicherung und Verbesserung der Pflegequalität.

Die Durchführung der Pflegevisite gestaltet sich in Österreich unterschiedlich. Im Prinzip findet eine anhand der Pflegeplanung erfolgende Fallbesprechung mit der Bezugspflegeperson statt. Im Anschluss daran wird mit den Betroffenen gemeinsam der Pflegeprozess bewertet (vgl. Leoni-Scheiber 2004).

10.3 Pflegewissenschaftlicher Exkurs

Die Kontinuität der Dokumentation des Pflegeprozesses in Institutionen wurde von Bartholomeyczik und Morgenstern (2004) untersucht. Erfasst wurden 279 Pflegedokumentationen aus 26 Pflegeheimeinrichtungen. Die Untersuchungsergebnisse zeigen, dass das Assessment den am besten erfassten Aspekt des Pflegeprozesses darstellt. Im Besonderen richtet sich das Interesse der Pflegepersonen auf die Körperfunktionen der Bewohner*innen. Ressourcen wie etwa die eigenen Fähigkeiten und die Verwendung von Hilfsmitteln werden dokumentiert.

Bartholomeyczik und Morgenstern (2004) erkennen große Lücken in der Verlaufsbeschreibung des Pflegeberichtes. Ebenso ist die Perspektive der Bewohner*innen kaum nachvollziehbar. Hier wird wenig bzw. nicht in direktem Zusammenhang dokumentiert. Die gesetzten Pflegeinterventionen stehen in keinem direkten Zusammenhang mit dem Assessment.

Die Wirkung der durchgeführten Pflegeinterventionen wurde zu 75 % nicht dokumentiert. Abweichungen von der Pflegeplanung werden nicht begründet. Lediglich in 15 % der beforschten Dokumentationen wurden bewohner*innenbezogene Probleme beleuchtet und evaluiert.

Dies zeigt, dass die Evaluation der am meisten vernachlässigte Schritt im Pflegeprozess ist (vgl. Bartholomeyczik/Morgenstern 2004).

Die **Aufgaben des Pflegeprozesses** sind nach Bartholomeyczik und Morgenstern (2004):

- Informationsübermittlung;
- Zusammenfassung unterschiedlicher Wissens- und Informationsquellen;
- die Planung dient der strukturierten Bearbeitung von Problemen und der individuellen Begleitung; die Dokumentation des Verlaufs ermöglicht es, Entwicklungen zu erkennen;
- Pflegeleistungen werden formal transparent (rechtliche Absicherung: eine nicht als durchgeführt dokumentierte Pflegeintervention ist aus juristischer Perspektive auch nicht als geleistet anzusehen).

Müller-Staub (2001) hält fest, dass **ein gelungenes Einführen des diagnostischen Prozesses in der Pflegepraxis nur durch Schulungen vor Ort und ausreichende Übungsmöglichkeiten sowie professionelle Begleitung gelingen kann.** Ihrer Meinung nach ist das kritische Denken das Fundament der Entscheidungsfindung; es ist daher in der Aus- und Weiterbildung zu fördern. Um die Betroffenen in den aktiven Prozess einbeziehen zu können, werden professionelle Fachkenntnis und eine ebenso ausgeprägte sozial-kommunikative Kompetenz der Pflegepersonen als notwendig erachtet (vgl. Müller-Staub 2001).

Müller-Staub hält in ihrem Artikel „Klinische Entscheidungsfindung und kritisches Denken im pflegediagnostischen Prozess" (2006) fest, dass die Einführung einer elektronischen Pflegedokumentation umfangreiches und fundiertes Wissen der Pflegepersonen voraussetzt.

Die Fähigkeit, kritisch zu denken, sowie Fachwissen hinsichtlich Problemformulierung, Pflegergebnissen und Pflegeinterventionen sind von großer Bedeutung. Kritisches Denken als Ausdruck der professionellen Verantwortlichkeit der Pflege inkludiert die Bereitschaft zur Reflexion, um etwaige Korrekturen vorzunehmen (vgl. Müller-Staub 2006).

Müller-Staub (2006) hält fest, dass das Bewusstsein, dass menschliche Reaktionen und Pflegediagnostik miteinander in Verbindung stehen, noch kaum vorhanden ist. Der diagnostische Prozess im Sinne einer kritischen Urteilsbildung ist als Literatur kaum in deutscher Sprache erhältlich. Somit sind Lehrpersonen ebenso wie Pflegeexpert*innen gefordert, sich Wissen über das kritische Denken und den Weg der Problemidentifizierung anzueignen (vgl. ebd.).

„Denn Angehörige einer Profession zeichnen sich unter anderem aus durch fachkundige Diagnostik, durch die Wahl eigenständiger, gezielter Interventionen und das Erreichen von Ergebnissen, welche zur Patientinnen-Zufriedenheit beitragen". (Müller-Staub 2001)

Zusammenfassung

Die Vorteile schriftlicher Berichte liegen in der Reduktion möglicher Missverständnisse – da allen Pflegepersonen dieselbe Information zukommt –, in der hohen Beweiskraft, der bedachten Wortwahl und der Notwendigkeit, Phänomene ausführlicher zu beschreiben. Auch wiederholtes Lesen wird durch die Verschriftlichung möglich.

Unvollständigkeit, unreflektierte Interpretationen und persönliche Ansichten, verspätete Eintragungen, Unleserlichkeit, fehlende Handzeichen, Abänderungen (falsches Korrigieren, fragwürdige Überarbeitungen) und unbekannte, unklare bzw. fehlerhafte Abkürzungen sind die am häufigsten auftretenden Fehlerquellen.

Die Pflegevisite kann für Führungsaufgaben im Sinne der Qualitätssicherung verwendet und für eine kritische Auseinandersetzung mit der Pflegesituation genutzt werden.

Eine mangelhafte Pflegedokumentation ist eine gefährliche Fehlerquelle bei der Begleitung der betroffenen Menschen.

Fragen zur Festigung des Wissens

- → Erläutern Sie die Prinzipien des Dokumentierens!
- → Stellen Sie mögliche Fehlerquellen in der Dokumentation dar!
- → Erklären Sie den Vorteil schriftlicher Berichterstattung!
- → Erläutern Sie Vorgehen und Zielsetzung der Pflegevisite!
- → Benennen Sie die Hauptaufgabe der Dokumentation!
- → Geben Sie die Hauptaufgaben des Pflegeprozesses an!

Literaturverzeichnis

Alfaro-LeFevre, Rosalinda (2013): Pflegeprozess und kritisches Denken. Hans Huber, Bern.

Alfaro-LeFevre, Rosalinda (1998): Applying Nursing Process. A Step-By-Step Guide. Lippincott, New York (4. Auflage).

Arets, Jos/Obex, Franz/Ortmans, Lei/Wagner, Franz (1999): Professionelle Pflege 2. Fertigkeiten und Fähigkeiten. Hans Huber, Bern.

Bartholomeyczik, Sabine/Morgenstern, Maria (2004): Qualitätsdimensionen in der Pflegedokumentation – eine standardisierte Analyse von Dokumenten in Altenpflegeheimen. Pflege 17 (3), 187–195.

Benner, Patricia/Wrubel, Judith (1988): The Primacy of Caring. Stress and Coping in Health and Illness. Addison-Weley, California.

Bischoff-Wanner, Claudia (2002): Empathie in der Pflege. Hans Huber, Bern.

Bögemann-Großheim, Ellen (2004): Zum Verhältnis von Akademisierung, Professionalisierung und Ausbildung im Kontext der Weiterentwicklung pflegerischer Berufskompetenz in Deutschland. Pflege & Gesellschaft 9 (3), 100–107.

Brobst, Ruth A. (2007): Der Pflegeprozess in der Praxis. Hans Huber, Bern (2. Auflage).

Budnik, Birgitt (2002): Pflegeplanung – leicht gemacht. Urban & Fischer, München.

Campbell, Michell P. (2009): Relationship Based Care is here! The Journal of Lancaster General Hospital 4 (3), 87–89.

Carpenito, Lynda J. (2014): Das Pflegediagnosenlehrbuch. Pflegeassessment, Pflegediagnosen und Pflegeinterventionen für Profis und Praxis. Hans Huber, Bern.

Carroll-Johnson, Rose M. (2008): If It Isn't Written Down, It Wasn't Done. Oncology Nursing Forum 35 (3), 331 f.

Doenges, Marilyn E./Moorhouse, Mara F. (2008): Application of Nursing Process and Nursing Diagnosis. Davis Company, Philadelphia (5. Auflage).

Engel, Roswitha (2020): Gesundheitsberatung in der professionellen Gesundheits- und Krankenpflege. Facultas, Wien (2. Auflage).

Fiechter, Verena/Meier, Martha (1981): Pflegeplanung. Rocom, Schweiz.

Gesundheits- und Krankenpflegegesetz (GuKG) (2021): BGBl. I Nr. 108/1997 https://www.ris.bka.gv.at/GeltendeFassung.wxe?Abfrage=Bundesnormen&Gesetzesnummer=10011026 Zugriff: 1. März 2021.

Gordon, Marjory (2013): Pflegeassessment Notes. Pflegeassessment und klinische Entscheidungsfindung. Hans Huber, Bern.

Gordon, Marjory (2013): Handbuch Pflegediagnosen. Hans Huber, Bern.

Gordon, Marjory (2001): Handbuch Pflegediagnosen. Das Buch zur Praxis. Urban & Fischer, München (3. Auflage).

Gordon, Marjory (1994): Pflegediagnosen. Ullstein Mosby, Missouri.

Gordon, Marjory/Bartholomeyczik, Sabine (2001): Pflegediagnosen. Theoretische Grundlagen. Urban & Fischer, München.

Görres, Stefan (2004): Innovative Potenziale und neue Handlungsfelder. Pflege 17 (2), 105–112.

Güttler, Karen/Lehmann, Almut (2003): Eine Typologie für Pflegeprozesse am Beispiel des Projektes „Pflegeprozess, Standardisierung und Qualität im Dienstleistungssektor Pflege". Pflege 16 (3), 153–160.

Gupta, Abhaya (2012): Assessmentinstrumente für alte Menschen, Pflege- und Versorgungsbedarf systematisch einschätzen. Hans Huber, Bern.

Habermann, Monika/Uys, Leana R. (2005): The Nursing Process – a Global Concept. Elsevier, London, New York.

Hamer, Susan/Collinson, Gill (2005): Achieving Evidence-based Practice. Elsevier, Philadelphia (2. Auflage).

Henke, Friedhelm (2006): Pflegeplanung nach dem Pflegeprozess. Kohlhammer, Stuttgart.

Hulskers, Harry (2001): Die Qualität der pflegerischen Beziehung: Ein Anforderungsprofil. Pflege 14, 39–45.

International Council of Nursing (ICN) (2012): The ICN Code of ethics for Nurses. https://www.icn.ch/sites/default/files/inline-files/2012_ICN_Codeofethicsfornurses_%20eng.pdf, Zugriff: 1. April 2021.

International Council of Nursing (ICN) (2003): ICNP, Internationale Klassifikation für die Pflegepraxis. Hans Huber, Bern.

Johnson, Marion/Moorhead, Sue/Bulechek, Gloria/ Butcher, Howard/ Maas, Meridean/ Swanson, Elizabeth (2011): NOC and NIC Linkages to NANDA-I and Clinical Conditions. Mosby, Riverport Lane.

Käppeli, Silvia (Hg.) (2002): Pflegekonzepte, Band 1. Hans Huber, Bern (3. Auflage).

Kollak, Ingrid/Georg, Margret (Hg.) (2001): Pflegediagnosen: Was leisten sie – was leisten sie nicht? Mabuse, Frankfurt am Main.

Koloroutis, Mary (2011): Beziehungsbasierte Pflege. Ein Modell zur Veränderung der Pflegepraxis. Hans Huber, Bern.

Krankenanstalten- und Kuranstaltengesetz (KAKuG) (2020): BGBl. Nr. 1/1957 https://www.ris.bka.gv.at/GeltendeFassung.wxe?Abfrage=Bundesnormen&Gesetzesnummer=10010285, Zugriff: 1. April 2021.

Krohwinkel, Monika (2007): Rehabilitierende Prozesspflege am Beispiel von Apoplexiekranken. Fördernde Prozesspflege als System. Hans Huber, Bern.

Kuzier, Barbara/Erb, Glenora/Berman, Audrey/Snyder, Shirlee/Lake, Richard/Harvey, Sharon (2008): Fundamentals of Nursing. Concepts, process, and practice. Perason Education Limited, Essex.

Lauber, Annette/Schmalstieg, Petra (2003): Pflegerische Interventionen, Band 3. Thieme, Stuttgart.

Leoni-Scheiber, Claudia (2004): Der angewandte Pflegeprozess. Facultas, Wien.

Loskamp, Regina (2003): Der Pflegeprozess – sein Anspruch und seine Umsetzung in der Praxis. In: Prodos (Hg.): Unterricht Pflege: Pflegeprozess im Unterricht. Prodos, Varel.

Loskamp, Regina/Meyer-Rentz, Monika/Rüller, Horst (2003): Prozessorientiert pflegen. Grundlagen der Pflege für die Aus-, Fort- und Weiterbildung. Prodos, Varel.

Lunney, Margaret (2001): Arbeitsbuch Pflegediagnostik. Hans Huber, Bern.

Lunney, Margaret (2008): The need for International Nursing Diagnosis Research and a Theoretical Framework. International Journal of Nursing Terminologies and Classifications 19 (1), 28–34.

Mayer, Hanna (2019): Pflegeforschung anwenden. Facultas, Wien (5. Auflage).

McEwen, Melanie/Wills, Evelyn M. (2006): Theoretical Basis for Nursing. Lippincott Williams & Wilkins, Philadelphia (2. Auflage).

Meleis, Afaf I. (2017): Theoretical Nursing, Development and Progress. Lippin- cott Williams & Wilkins, Philadelphia (6. Auflage).

Meleis, Afaf I. (1999): Pflegetheorie. Gegenstand, Entwicklung und Perspektiven des theoretischen Denkens in der Pflege. Hans Huber, Bern.

Mok, Esther/Lau, Ka-po/Lam, Wai-man/Chan, Lai-ngor/Ng, Jeffrey S. C./Chan, Kin-sang (2010): Healthcare professionals' perceptions of existential distress in patients with advanced cancer. Journal of Advanced Nursing 66 (7), 1510–1522.

Mortensen, Randi A. (1998): Pflegediagnosen. Entwicklung und Anwendung. Decker's, Heidelberg.

Müller-Daubig, Ulla (1990): Der Krankenpflegeprozess. Recom, Kassel (4. Auflage).

Müller-Staub, Maria (2007): Pflegediagnosen, -interventionen und -ergebnisse – Anwendung und Auswirkungen auf die Pflegepraxis: eine systematische Literaturübersicht. Pflege 20, 352–371.

Müller-Staub, Maria (2006): Klinische Entscheidungsfindung und kritisches Denken im pflegediagnostischen Prozess. Pflege 19, 275–279.

Müller-Staub, Maria (2001): Qualität der Pflegediagnostik und Patientinnen-Zufriedenheit. Pflege 14, 230–238.

NANDA International (2019): Pflegediagnosen. Definitionen und Klassifikation 2018–2020. Recom, Kassel (6. Auflage).

NANDA International (2016): Pflegediagnosen. Definitionen und Klassifikation 2015–2017. Recom, Kassel (5. Auflage).

ÖBIG Österreichisches Bundesinstitut für Gesundheitswesen (2010): Arbeitshilfe für die Pflegedokumentation 2010. Gesundheit Österreich, Wien (2. Auflage).

Olson, Joanne/Hanchett, Effie (1997): Nurse-Expressed Empathy, Patient Outcomes, and Development of a Middle-Range Theory. Journal of Nursing Scholarship 29 (1), 71–76.

Orem, Dorothea (1997): Strukturkonzepte der Pflegepraxis. Ullstein Mosby, St. Louis.

Orlando, Ida J. (1996): Die lebendige Beziehung zwischen Pflegenden und Patienten. Hans Huber, Bern.

Orlando, Ida J. (1990): The dynamic nurse-patient relationship. National League for Nursing, New York/USA.

Patientencharta (2002): Vereinbarung zur Sicherstellung der Patientenrechte https://www.ris.bka.gv.at/GeltendeFassung.wxe?Abfrage=Bundesnormen&Gesetzesnummer=20001747&FassungVom=2021-04-02 Zugriff: 1. März 2021.

Peplau, Hildegard E. (1991): Interpersonal Relations in Nursing. Springer Publishing, New York.

Peterson, Sandra J./Bredow, Timothy s. (2020): Middle Range Theories. Application to Nursing, Research and Practice. Wolters Kluwer, Philadelphia (5. Auflage).

Pohlmann, Martin (2005): Beziehung pflegen. Eine phänomenologische Untersuchung der Beziehung zwischen Patienten und beruflich Pflegenden im Krankenhaus. Hans Huber, Bern.

Powers, Penny (1999): Der Diskurs der Pflegediagnosen. Hans Huber, Bern.

Regouin, Willemine (2000): Berichten – Rapportieren – Dokumentieren. Praxishandbuch für Pflege-, Gesundheits- und Sozialberufe. Hans Huber, Bern.

Reimer, Willy/Füller, Felix (1998): Der Pflegeprozeß. Universitätsverlag Ulm, Ulm.

Reuschenbach, Bernd/Mahler, Cornelia (2011): Pflegebezogene Assessmentinstrumente – Internationales Handbuch für Pflegeforschung und -praxis. Hans Huber, Bern.

Roper, Nancy (1997): Pflegeprinzipien im Pflegeprozeß. Hans Huber, Bern.

Roper, Nancy/Logan, Winifred W./Tierney, Alison J. (1990): The Elements of Nursing. A model for nursing based on a model of living. Longman Group Limited, Churchill Livingstone (4. Auflage).

Sander, Kirsten/Schneider, Kordula (2006): Pflegemodelle, Pflegetheorie, Pflegekonzepte. Prodos, Brake.

Schaeffer, Doris (1999): Entwicklungsstand und Herausforderung der Pflegewissenschaft. Pflege 12 (3), 158–162.

Schrems, Berta (2018): Verstehende Pflegediagnostik. Facultas, Wien (2. Auflage).

Seligman, Martin E. P. (1999): Erlernte Hilflosigkeit. Beltz, Weinheim, Basel.

Sieger, Margot/Ertl-Schmuck, Roswitha/Harking, Martina (2010): Situationswahrnehmung und Deutung in der Interaktion zwischen Pflegenden und Patienten – Ergebnisse einer empirischen Studie. Pflege 23 (4), 249–259.

Stefan, Harald/Allmer, Franz/Eberl, Josef/Hansmann, Renate/Jedelsky, Elisabeth/Schalek, Kurt/Michaelk, Anneliese/Pandzic, Ruza/Tomacek Dagmar (2013): POP Praxis orientierte Pflegediagnostik. Springer, Wien (2. Auflage).

Stemmer, Renate (2003): Pflegetheorien und Pflegeklassifikationen. Pflege & Gesellschaft 8 (2), 51–58.

Swanson, Kristen M. (1993): Nursing as Informed Caring for the Well-Being of Others. Journal of Nursing Scholarship 25 (4), 352–357.

Swanson, Kristen M. (1991): Empirical development of a middle range theory of caring. Nursing Research 40, 161–166.

Thiel, Volker (2002): Der Pflegeprozess – ein Instrument professioneller Pflege. www.volkerthiel.de/pflproz/pflproz.pdf; Zugriff: 10. Mai 2011.

Tomey, Ann Marriner/Alligood, Martha Raile (2006): Nursing Theorists and their Work. Mosby, Missouri (6. Auflage).

Völkel, Ingrid/Ehmann, Marlies (2011): Spezielle Pflegeplanung in der Altenpflege. Urban & Fischer, München (4. Auflage).

Watson, Jean (2008): The Philosophy and Science of Caring. University Press, Colorado.

Watson, Jean (1996): Pflege: Wissenschaft und menschliche Zuwendung. Hans Huber, Bern.

Weiss-Faßbinder, Susanne/Lust, Alexander (2017): Gesundheits- und Krankenpflegegesetz – GuKG. Manz, Wien (8. Auflage).

Wiedenhöfer, Dirk/Eckl, Barbara/Heller, Regula/Frick, Ulrich (2010): Entlassungsmanagement. Versorgungsbrüche vermeiden, Schnittstellen optimieren. Hans Huber, Bern.

Wilkinson, Judith M. (2011): Nursing Process and Critical Thinking. Pearson, New York (5. Auflage).

Zeller-Forster, Franziska (2002): Hilflosigkeit. In: Käppeli, Silvia (Hg.) (2002): Pflegekonzepte, Band 1. Hans Huber, Bern (3. Auflage).

Anhang

Fallbeispiel

Frau Elstner ist eine 80-jährige Frau. Sie lebt in einer Gemeindewohnung im zweiten Stock ohne Lift. Die Wohnung liegt am grünen Stadtrand von Graz. Die nächste Apotheke ist 15 Gehminuten entfernt. Der Supermarkt ist in weniger als acht Minuten Fußweg zu erreichen. Frau Elstner lebt in der Wohnung zusammen mit ihrem 78-jährigen Ehemann. Gemeinsam haben sie drei Kinder. Der älteste Sohn lebt im Ausland. Eine der beiden Töchter wohnt wenige Meter von der Wohnung der Eltern entfernt und besucht diese zweimal die Woche. Bei den Besuchen bringt sie mitunter Lebensmittel für Frau und Herrn Elstner mit. Das Ehepaar liebt die gemeinsamen Spaziergänge im Grünen, auch wenn diese nicht mehr ausgedehnt stattfinden können. Bis vor drei Wochen ging Frau Elstner diesem Hobby nach. Vor 18 Tagen ist sie auf dem Weg zur Allgemeinmedizinerin für die Kontrolle der Blutzuckereinstellung gestürzt. Beim Sturz zog sich Frau Elstner eine Verletzung des linken Knies zu. Zusätzlich schlug sie sich die vordersten zwei Zähne der Oberkieferzahnprothese aus. Durch das Abstützen während des Sturzes verletzte sie sich ihr rechtes Handlegelenk und schürfte sich ihren rechten Ellenbogen im Ausmaß von 3 × 4 cm ab. Ein Hämatom von 10 cm Breite befindet sich auf dem linken Knie bis 15 cm in den Bereich des Oberschenkels und 5 cm in den Bereich des Unterschenkels hinein. Frau Elstner wurde im Landeskrankenhaus erstversorgt.

Frau Elstner ist körperlich schwach. Durch gezielte Physiotherapie geht sie mit Unterarmgehstützen unsicher zehn Meter bis zur Toilette. Sie äußert Schmerzen im Bereich des Eingriffs und des Handgelenks.

Notizen

Notizen